염증을 줄이는 요리책

건강한 몸과 마음을 위한 레시피 모음집

이영숙

내용물

버섯과 시금치를 곁들인 스크램블 에그

분량: 1

재료:

달걀 흰자 2개

통밀 토스트 1조각

½ c. 얇게 썬 신선한 버섯

2큰술 무지방 아메리칸 치즈 강판

후추

1티스푼 올리브유

1씨. 다진 신선한 시금치

달걀 1개

지침:

1. 중불에 팬을 올리고 기름을 두릅니다. 기름을 뒤집어 팬을 덮고 1분간 가열합니다.

2. 시금치와 버섯을 넣습니다. 시금치가 숨이 죽을 때까지 약 2~3분간 볶습니다.

3. 그 사이 볼에 계란, 흰자, 치즈를 잘 풀어주세요.

후추로 간을합니다.

4. 계란 혼합물을 팬에 붓고 계란이 익을 때까지 약 3-4분 동안 휘젓습니다.

5. 통곡물 토스트 한 조각과 함께 드세요.

영양 정보:칼로리: 290.6, 지방: 11.8g, 탄수화물: 21.8g, 단백질: 24.3g, 당류: 1.4g, 나트륨: 1000mg

짭짤한 아침 팬케이크 인분: 4

조리 시간: 6분

재료:

아몬드 가루 ½컵

타피오카 가루 ½컵

코코넛 밀크 1컵

칠리 파우더 ½티스푼

강황 가루 ¼작은술

다진 붉은 양파 ½개

다진 고수 잎 1줌

간 생강 ½인치

소금 1티스푼

¼ tsp 갈은 후추

지침:

1. 모든 재료를 믹싱볼에 넣고 부드러워질 때까지 섞습니다.

2. 팬을 중약불로 달구고 기름을 두릅니다.

3. 팬에 반죽 ¼컵을 붓고 팬케익에 펴 바릅니다.

4. 양면을 3분간 튀겨준다.

5. 반죽이 준비될 때까지 반복합니다.

영양 정보:칼로리 108 총 지방 2g 포화 지방 1g 총 탄수화물 20g 탄수화물 19.5g 단백질 2g 설탕: 4g 섬유질: 0.5g 나트륨: 37mg 칼륨 95mg

메이플 모카 프라페 분량: 2

재료:

1큰술 무가당 코코아 가루

½ c. 저지방 우유

2큰술 순수한 메이플 시럽

½ c. 양조 커피

잘 익은 작은 바나나 1개

1씨. 저지방 바닐라 요거트

지침:

1. 바나나를 믹서기나 푸드 프로세서에 넣고 퓌레로 만듭니다.

2. 남은 재료를 넣고 부드럽고 크리미해질 때까지 펄싱합니다.

3. 즉시 제공합니다.

영양 정보:칼로리: 206, 지방: 2g, 탄수화물: 38g, 단백질: 6g, 당류: 17g,

나트륨: 65mg

초콜릿 아몬드 가루와 땅콩 버터 머핀

인분: 6

조리 시간: 25분

재료:

아몬드 가루 1컵

베이킹 파우더 1티스푼

소금 1/8티스푼

½ 컵 에리스리톨

무가당 아몬드 우유 1/3컵

유기농 달걀 2개

무가당 땅콩 버터 1/3컵

코코아 닙스 2큰술

지침:

1. 오븐을 켜고 350°F로 설정하고 예열합니다.

2. 그동안 밀가루를 그릇에 담고 베이킹 파우더, 소금, 에리스리톨을 넣고 잘 섞일 때까지 섞습니다.

3. 그런 다음 우유를 붓고 계란과 땅콩 버터를 넣고 섞일 때까지 휘저은 다음 코코아 닙을 넣고 저어줍니다.

4. 6컵 머핀 트레이에 머핀 라이너를 컵에 깔고 준비한 반죽을 골고루 채우고 머핀이 완전히 익고 갈색이 될 때까지 25분 동안 굽습니다.

5. 준비가 되면 머핀을 철망에 옮겨 완전히 식힌 다음 각 머핀을 호일로 싸서 최대 5일 동안 냉장 보관합니다.

6. 먹을 준비가 되면 머핀을 제공합니다.

영양 정보:칼로리 265, 총 지방 20.5g, 총 탄수화물 2g, 단백질 7.5g

아침 두부 4 인분

조리 시간: 20분

재료:

볶은 참기름 2작은술

쌀식초 1작은술

저염 간장 2큰술

양파 가루 ½작은술

마늘 가루 1티스푼

깍뚝썰기한 두부 블록 1개

감자 전분 1큰술

지침:

1. 볼에 두부와 감자전분을 제외한 모든 재료를 섞어주세요.

2. 잘 섞는다.

3. 볼에 두부를 넣는다.

4. 30분간 재운다.

5. 두부에 감자전분을 묻혀주세요.

6. 에어프라이어 바스켓에 두부를 넣어주세요.

7. 370도 F에서 20분 동안 에어프라이어에 중간에 뒤집어 줍니다.

치즈와 백리향을 곁들인 콜리플라워 와플: 2

조리 시간: 15분

재료:

½ 컵 강판 모짜렐라 치즈

¼ 컵 간 파마산 치즈

콜리플라워의 큰 머리 ¼개

콜라드 그린 ½컵

큰 유기농 계란 1개

파 1줄기

올리브유 ½큰술

마늘 가루 ½작은술

소금 ¼작은술

참깨 ½큰술

다진 신선한 타임 1티스푼

¼ tsp 갈은 후추

지침:

1. 콜리플라워를 푸드 프로세서에 넣고 쪽파, 콜라드, 타임을 넣고
부드러워질 때까지 2-3분간 펄싱합니다.

2. 혼합물을 그릇에 담고 나머지 재료를 넣고 섞일 때까지 섞습니다.

3. 와플팬에 기름을 두르고 뜨거워지면 준비한 반죽의 절반을 휘핑한 후
뚜껑을 닫고 노릇노릇하고 단단해질 때까지 굽는다.

4. 준비가 되면 와플을 접시에 담고 남은 반죽으로 같은 방법으로 와플을
하나 더 굽는다.

5. 즉시 서빙하십시오.

영양 정보:칼로리 144, 총 탄수화물 8.5, 총 지방 9.4g, 단백질 9.3g, 설탕
3g, 나트륨 435mg

스위트콘 머핀

<u>분량</u>: 1

재료:

1큰술 무나트륨 베이킹파우더

¾ 다. 비유제품 우유

1티스푼 순수한 바닐라 추출물

½ c. 설탕

1씨. 흰 통밀 가루

1씨. 옥수수 가루

½ c. 유채 기름

지침:

1. 오븐을 400°F로 예열합니다. 12컵 머핀 틀에 종이 라이너를 깔고 따로 둡니다.

2. 옥수수 가루, 밀가루, 설탕, 베이킹 파우더를 믹싱 볼에 넣고 잘 휘젓습니다.

3. 비유제품 우유, 오일, 바닐라를 넣고 섞일 때까지 섞습니다.

4. 머핀 컵 사이에 반죽을 고르게 나눕니다. 머핀 틀을 오븐 중간 선반에 놓고 15분 동안 굽습니다.

5. 오븐에서 꺼내 철망 위에 올려 식힙니다.

영양 정보:칼로리: 203, 지방: 9g, 탄수화물: 26g, 단백질: 3g, 당류: 9.5g, 나트륨: 255mg

상큼한 프루티 퍼키 파르페

부분: 2

조리 시간: 0분

재료:

신선한 라즈베리 ½컵

계피 한 꼬집

메이플 시럽 1티스푼

치아씨드 2큰술

16온스 무향 요구르트

신선한 과일: 얇게 썬 블랙베리, 천도 복숭아 또는 딸기지침:

1. 믹싱 볼에 포크로 라즈베리를 잼 같은 농도가 될 때까지 퓌레로 만듭니다. 계피, 시럽 및 치아 씨를 첨가하십시오. 모든 재료가 섞일 때까지 계속 퓌레로 만듭니다. 제쳐두기 위해.

2. 요거트와 혼합물을 번갈아 가며 두 잔에 담습니다.

신선한 과일 조각으로 장식합니다.

<u>영양 정보:</u>칼로리 315 지방: 8.7g 단백질: 19.6g 나트륨: 164mg 총 탄수화물: 45.8g 섬유질: 6.5g

크림 치즈 연어 토스트 2 인분

조리 시간: 2분

재료:

통밀 또는 호밀 토스트, 두 조각

잘게 썬 붉은 양파, 두 큰술

크림 치즈, 저지방, 두 큰술

바질 플레이크, 반 티스푼

아루굴라 또는 시금치 다진 것, 반 컵

훈제 연어, 2온스

지침:

1. 호밀빵을 토스트한다. 크림치즈와 바질을 잘 섞은 뒤 토스트에 발라줍니다. 연어, 아루굴라, 양파를 넣습니다.

영양 정보:칼로리 291 지방 15.2g 탄수화물 17.8

설탕 3g

바나나 호두 구운 오트밀 인분: 9

조리 시간: 40분

재료:

말린 귀리 - 2.25 컵

으깬 바나나 - 1컵

계란 - 2

대추야자 - 2큰술

콩기름 - 3큰술

무가당 아몬드 우유 - 1컵

바닐라 익스트랙 - 1티스푼

바다 소금 - 0.5 tsp

계피 - 1티스푼

베이킹파우더 - 1티스푼

다진 호두 - 0.5컵

지침:

1. 오븐을 화씨 350도로 예열하고 8 x 8 베이킹 팬에 기름을 바르거나 달라붙지 않도록 양피지를 깔아줍니다.

2. 주방 그릇에 대추야자 페이스트와 으깬 바나나, 아몬드 우유, 계란, 콩기름, 바닐라를 넣고 휘젓습니다. 날짜 페이스트가 덩어리 없이 다른 재료와 완전히 섞일 때까지 이 혼합물을 휘젓습니다. 그러나 으깬 바나나 덩어리는 괜찮습니다.

3. 으깬 귀리, 계피, 천일염, 베이킹 파우더를 바나나 혼합물에 섞은 다음 잘게 썬 호두를 부드럽게 접습니다.

4. 바나나 호두 귀리가 섞이면 준비된 베이킹 팬 바닥에 혼합물을 펴고 접시를 뜨거운 오븐 중앙에 놓습니다. 귀리가 황금색으로 변할 때까지 약 30분에서 35분 동안 조리합니다. 준비된 오트밀 팬을 오븐에서 꺼내 서빙하기 전에 최소 5분 동안 식힙니다. 단독으로 또는 신선한 과일 및 요구르트와 함께 즐기십시오.

감자와 콩 해시 부분: 4

조리 시간: 50분

재료:

다진 감자 - 4컵

얇게 썬 버섯 - 0.5 컵

다진 피망 - 1

다진 애호박 - 1컵

다진 노란 호박 - 1컵

익힌 핀토 콩 - 1.75 컵

후추 가루 - 0.25 tsp

파프리카 가루 - 0.5 tsp

바다 소금 - 0.5 tsp

양파 가루 - 1.5 tsp

마늘 가루 - 1.5 tsp

지침:

1. 오븐을 화씨 425도로 예열하고 큰 알루미늄 베이킹 시트에 양피지를
깔아줍니다.

2. 깍뚝썰기한 감자를 베이킹 시트에 넣고 바다 소금과 후추를 뿌립니다.
노련한 깍둑썰기한 감자를 오븐에 넣고 25분 동안 굽습니다. 감자를
제거하고 잘 섞는다.

3. 그동안 남은 해시 재료를 큰 오븐용 팬에 섞습니다. 부분적으로 구운
감자를 넣은 후 감자 팬과 야채 팬을 모두 오븐에 넣습니다. 해시의 각
부분을 15분 더 굽습니다.

4. 오븐에서 팬과 팬을 꺼내고 팬의 내용물을 구운 감자와 섞습니다.
단독으로 또는 계란과 함께 제공하십시오.

허니 아몬드 리코타를 곁들인 복숭아

<u>인분</u>: 6

조리 시간: 0분

재료:

확산

리코타, 탈지우유, 한 컵

여보, 한 티스푼

얇게 썬 아몬드, 반 컵

아몬드 추출물, 티스푼의 1/4

봉사하다

얇게 썬 복숭아, 한 컵

빵, 통곡물 베이글 또는 토스트

지침:

1. 아몬드 추출물, 꿀, 리코타, 아몬드를 섞는다. 이 혼합물 한 스푼을 구운 빵에 바르고 복숭아로 덮습니다.

영양 정보:칼로리 230 단백질 9g 지방 8g 탄수화물 37g 섬유질 3g 설탕 34g

애호박 빵

<u>인분</u>: 6

조리 시간: 70분

재료:

흰 통밀가루 - 2컵

베이킹 소다 - 1티스푼

베이킹파우더 - 2티스푼

바다 소금 - 0.5 tsp

계피 가루 - 2 tsp

큰 계란 - 1

바닐라 익스트랙 - 1티스푼

무가당 사과 소스 - 0.5 컵

간 주키니 - 2 컵

Lakanto Monk Fruit 감미료 - 0.75 컵

지침:

1. 오븐을 화씨 350도로 예열하고 9 x 5인치 로프 팬에 유산지를 깔거나 기름칠을 합니다.

2. 큰 냄비에 사과 소스, 애호박, 바닐라 추출액, 몽크 후르츠 감미료, 달걀, 바닐라 추출액을 섞습니다. 별도의 믹싱 볼에 베이킹 파우더나 베이킹 소다에서 덩어리가 생기지 않도록 마른 재료를 함께 섞습니다.

3. 주키니 빵의 마른 재료를 젖은 재료에 넣고 잘 섞일 때까지 부드럽게 섞습니다.

믹싱 볼을 깨끗이 긁어 준비한 식빵 팬에 내용물을 붓습니다.

4. 애호박 덩어리를 오븐에 넣고 완전히 익을 때까지 익힙니다. 약 1시간 정도 삽입 후 이쑤시개를 깨끗이 제거할 수 있으면 준비가 된 것입니다.

5. 오븐에서 애호박 빵 팬을 꺼내 10분간 식힌 후 애호박 빵을 빵 팬에서 꺼내 식힘망에 올려 식힙니다. 호박 덩어리가 완전히 식을 때까지 기다렸다가 썰기.

애플 시나몬 바: 4

조리 시간: 35분

재료:

귀리 - 1 컵

계피 가루 - 1 tsp

베이킹 파우더 - 0.5 tsp

베이킹 소다 - 0.5 tsp

바닐라 익스트랙 - 1티스푼

바다 소금 - 0.125 tsp

라칸토 몽크 후르츠 디저트 - 껍질을 벗기고 다진 사과 3큰술 - 1

요거트, 플레인 - 3큰술

콩기름 - 1큰술

지침:

1. 오븐을 화씨 350도로 예열하고 8x8인치 정사각형 베이킹 접시에 유산지를 깐다.

2. 믹서기에 귀리의 3/4과 나머지 재료를 추가합니다. 섞일 때까지 혼합한 다음 마지막 귀리를 주걱으로 저어줍니다. 혼합물을 준비된 베이킹 접시에 붓고 오븐 중앙에 놓고 애플 시나몬 바가 완전히 익을 때까지 굽습니다(약 25~30분). 칼이나 이쑤시개를 넣고 깨끗하게 빼면 바가 준비됩니다.

3. 사과 시나몬 팬을 오븐에서 꺼내 완전히 식힌 후 슬라이스하여 냉장고에서 식힙니다.

이 막대는 실온에서 먹을 수 있지만 처음에는 잠시 식히는 것이 가장 좋습니다.

블루베리 머핀 인분: 10

조리 시간: 22~25분

재료:

아몬드 가루 2½ 컵

코코넛 가루 1큰술

½ tsp 베이킹 소다

계피 가루 3큰술

소금, 맛

유기농 달걀 2개

코코넛 밀크 ¼컵

¼ 컵 코코넛 오일

메이플 시럽 ¼컵

유기농 바닐라 향료 1큰술

신선한 블루베리 1컵

지침:

1. 오븐을 화씨 350도로 예열합니다. 10컵 큰 머핀 틀에 기름을 바릅니다.

2. 큰 그릇에 밀가루, 베이킹 소다, 계피 2큰술, 소금을 함께 섞습니다.

3. 다른 그릇에 계란, 우유, 오일, 메이플 시럽, 바닐라를 넣고 부드러워질 때까지 휘젓습니다.

4. 밀가루 혼합물에 달걀 혼합물을 넣고 부드러워질 때까지 섞습니다.

5. 블루베리를 접어주세요.

6. 준비된 머핀 컵에 혼합물을 골고루 담습니다.

7. 계피를 골고루 뿌린다.

8. 22~25분 정도 또는 가운데에 이쑤시개를 꽂아 깨끗이 나올 때까지 굽는다.

<u>영양 정보</u>:칼로리: 328, 지방: 11g, 탄수화물: 29g, 섬유질: 5g, 단백질: 19g

블루베리 스무디 분량: 1

조리 시간: 0분

재료:

껍질을 벗긴 바나나 1개

아기 시금치 2줌

아몬드 버터 1큰술

블루베리 ½컵

계피 가루 ¼작은술

마카 가루 1티스푼

물 ½컵

무가당 아몬드 우유 ½컵

지침:

1. 믹서기에 시금치를 바나나, 블루베리, 아몬드 버터, 계피, 마카 가루, 물, 우유와 섞습니다. 펄싱하고 유리잔에 부어 서빙합니다.

2. 즐기세요!

영양 정보:칼로리 341, 지방 12, 섬유질 11, 탄수화물 54, 단백질 10

계피 사과로 속을 채운 고구마 4인분

조리 시간: 10분

재료:

구운 고구마 - 4

다진 빨간 사과 - 3

물 - 0.25컵

바다 소금 - 핀치

계피 가루 - 1 tsp

정향 가루 - 0.125 tsp

간 생강 - 0.5 tsp

다진 피칸 - 0.25 컵

아몬드 버터 - 0.25컵

지침:

1. 달라붙지 않는 큰 팬에 사과와 물, 바다 소금, 향신료, 피칸을 섞습니다. 꼭 맞는 뚜껑으로 사과를 덮고 부드러워질 때까지 약 5~7분 동안 끓입니다.

매운 사과를 요리하는 데 걸리는 정확한 시간은 사과 조각의 크기와 사용하는 사과의 종류에 따라 다릅니다.

2. 구운 고구마를 반으로 잘라 서빙 접시에 반씩 담습니다. 사과가 익으면 사과 위에 고구마를 붓고 아몬드 버터를 뿌립니다.

여전히 따뜻하게 서빙하십시오.

계란을 채운 토마토 부분: 2

조리 시간: 40분

재료:

크고 잘 익은 토마토 - 2

계란 - 2

다진 파마산 치즈 - 0.25컵

얇게 썬 파 - 3

다진 마늘 - 2쪽

신선한 파슬리 - 1큰술

바다 소금 - 0.5 tsp

엑스트라 버진 올리브유 - 1큰술

검은 후추, 지상 - 0.5 tsp

지침:

1. 오븐을 화씨 350도로 예열하고 오븐용 팬을 준비합니다.

2. 도마에서 줄기 주위로 토마토 윗부분을 자릅니다. 숟가락을 사용하여 자국을 낸 토마토를 부드럽게 떠서 과일에서 씨를 제거하고 버립니다.

여분의 액체와 씨앗을 뺀 토마토 과육이 남아 있어야 합니다.

3. 주방에서 믹싱 볼에 천일염, 후추, 생 파슬리를 넣고 섞습니다. 혼합 후 손이나 숟가락을 사용하여 토마토 내부에 양념을 펴 바르기 위해 혼합물의 절반을 각 토마토에 뿌립니다.

4. 팬에 올리브 오일을 두른 마늘과 파를 중불에서 부드럽고 향이 날 때까지 약 4~5분간 가열합니다. 준비가 되면 파마산 치즈를 넣고 섞은 다음 두 개의 토마토 사이에 혼합물을 나누어 안에 넣습니다. 팬이 비었으니 토마토를 도마에서 팬으로 옮깁니다. 마지막으로 각 토마토에 달걀 하나를 깨뜨립니다.

5. 토마토를 채운 팬을 따뜻한 오븐에 넣고 계란이 익을 때까지 약

25분에서 30분 정도 굽습니다. 오븐에서 계란을 채운 토마토 접시를

꺼내서 따로따로 또는 구운 통곡물 빵과 함께 따뜻하게 대접합니다.

케일 심황 병 제공량: 1

조리 시간: 10분

재료:

올리브 오일, 두 스푼

다진 양배추, 반 컵

양배추, 반 컵

다진 마늘, 한 큰술

검은 후추, 작은 술의 1/4

심황, 가루, 한 스푼

계란, 2개

지침:

1. 계란을 풀고 강황, 후추, 마늘을 넣습니다.

중불에서 5분 동안 올리브 오일에 케일을 볶은 다음 달걀 반죽을 케일과

함께 팬에 붓습니다. 계란이 익을 때까지 자주 저어주면서 계속

요리합니다. 생 콩나물을 얹고 제공하십시오.

영양 정보:칼로리 137 지방 8.4g 탄수화물 7.9g 섬유질 4.8

설탕 1.8g 단백질 13.2g

맛있는 마리나라를 곁들인 치즈와 소시지 캐서롤

인분: 6

조리 시간: 20분

재료:

올리브유 ½큰술

소시지 ½파운드

마리나라 소스 2.5온스

4 온스 강판 파마산 치즈

잘게 썬 모짜렐라 치즈 4온스

지침:

1. 오븐을 켜고 375°F로 설정하고 예열합니다.

2. 베이킹 접시에 기름을 바르고 소시지 반을 넣고 휘젓고 접시 바닥에 골고루 펴 바릅니다.

3. 베이킹 접시에 담긴 소시지 위에 마리나라 소스, 파마산 치즈, 모짜렐라 치즈를 각각 반씩 바르고 나머지 소시지를 그 위에 뿌립니다.

4. 소시지에 남은 마리나라 소스, 파마산 치즈, 모짜렐라 치즈를 없은 다음 소시지가 익고 치즈가 녹을 때까지 20분간 굽습니다.

5. 준비되면 캐서롤을 완전히 식힌 다음 밀폐용기 6개에 골고루 나누어 담아 최대 12일 동안 냉장 보관합니다.

6. 먹을 준비가 되면 캐서롤을 전자레인지에 다시 데워 드세요.

영양 정보:칼로리 353, 총지방 24.3g, 총탄수화물 5.5g, 단백질 28.4, 설탕 5g, 나트륨 902mg

골든 밀크 치아 푸딩 4인분

조리 시간: 0분

재료:

코코넛 밀크 4컵

꿀 3큰술

바닐라 추출물 1티스푼

강황 가루 1티스푼

½ tsp 계피 가루

간 생강 ½작은술

코코넛 요거트 ¾컵

치아씨드 ½컵

신선한 혼합 베리 1컵

구운 코코넛 플레이크 ¼컵

지침:

1. 그릇에 코코넛 밀크, 꿀, 바닐라 추출물, 심황, 계피, 생강을 섞습니다.

코코넛 요거트를 넣습니다.

2. 그릇에 치아 씨드, 베리, 코코넛 플레이크를 넣습니다.

3. 우유 혼합물을 붓습니다.

4. 냉장고에서 6시간 굳혀주세요.

영양 정보:칼로리 337 총 지방 11g 포화 지방 2g 총 탄수화물 51g

탄수화물 49g 단백질 10g 설탕: 29g 섬유질: 2g 나트륨: 262mg 칼륨

508mg

당근 케이크 하룻밤 귀리 부분: 2

조리 시간: 1분

재료:

코코넛 또는 아몬드 우유, 한 컵

치아 씨드, 한 스푼

계피 가루, 한 티스푼

건포도, 반 컵

크림 치즈, 저지방, 상온에서 2테이블스푼 당근, 껍질을 벗기고 다진 큰 것 1개

꿀, 두 큰술

바닐라, 한 티스푼

지침:

1. 나열된 모든 항목을 혼합하고 안전한 냉장고에 밤새 보관하십시오. 아침에 차갑게 드세요. 다시 데우려면 전자레인지에 1분 동안 돌린 후 잘 저은 후 드세요.

영양 정보:칼로리 340 설탕 32g 단백질 8g 지방 4

식이섬유 9g 탄수화물 70g

허니 팬케이크 2 인분

조리 시간: 5분

재료:

아몬드 가루 ½컵

코코넛 가루 2큰술

아마씨 가루 1큰술

베이킹 소다 ¼작은술

간 생강 ½큰술

육두구 가루 ½큰술

계피 가루 ½큰술

½ tsp 다진 정향

소금 한 스푼

유기농 꿀 2큰술

유기농 계란 흰자 ¾컵

½ tsp 유기농 바닐라 추출물

코코넛 오일, 필요에 따라

지침:

1. 큰 그릇에 밀가루, 아마씨, 베이킹 소다, 향신료, 소금을 함께 섞습니다.

2. 다른 볼에 꿀, 달걀 흰자, 바닐라를 넣고 부드러워질 때까지 휘젓습니다.

3. 밀가루 혼합물에 달걀 혼합물을 넣고 부드러워질 때까지 섞습니다.

4. 큰 논스틱 팬에 기름을 살짝 두르고 중약불로 가열합니다.

5. 약 ¼컵의 혼합물을 추가하고 팬을 기울여 팬에 고르게 분배합니다.

6. 3~4분 정도 익힌다.

7. 면을 잘 맞춰서 1분정도 더 익혀주세요.

8. 나머지 혼합물도 반복합니다.

9. 원하는 반찬과 함께 낸다.

영양 정보:칼로리: 291, 지방: 8g, 탄수화물: 26g, 섬유질: 4g, 단백질: 23g

글루텐 프리 크레이프 분량: 10

조리 시간: 30분

재료:

옵션 1

글루텐과 껌이없는 와플과 팬케이크 믹스를 사용하여 크레이프 만들기

설탕 3스푼

1 1/2 컵 글루텐 프리 팬케이크 믹스

미지근한 물 1컵

계란 2개

녹인 버터 2큰술

옵션 2

좋아하는 글루텐과 껌이 없는 밀가루 혼합물로 크레이프 만들기:

녹인 버터 2큰술

설탕 3스푼

미지근한 물 1컵

미지근한 물 2큰술

계란 2개

1 1/2 컵 글루텐 프리 밀가루

글루텐 프리 베이킹 파우더 1/2티스푼 또는 베이킹 소다와 타르타르를
동량 혼합

1/2 tsp 바닐라 추출물

지침:

1. 큰 볼에 크레이프 재료를 모두 넣고 덩어리가 녹을 때까지
휘젓습니다. 혼합물을 약 15분 동안 실온에 두십시오. 15분이 지나면 더
진해집니다.

2. 팬을 매우 뜨겁게 달구고 기름을 뿌린 후 소량의 반죽을 팬에 큰술 또는 1/4을 사용하여 붓습니다.

팬의 측면을 아래로 굴릴 때 측정 캡.

3. 이 얇은 크레이프 반죽을 1, 2, 3분 동안 익힌 다음 크레이프를 뒤집어 1분 더 익힙니다.

영양 정보:칼로리 100 탄수화물: 14g 지방: 4g 단백질: 3g

스크램블 에그를 곁들인 당근 라이스 인분:

3

조리 시간: 3시간

재료:

달콤한 타마린드 간장

타마리 소스 3큰술(글루텐 프리)

물 1큰술

당밀 2-3큰술

매운 믹스

마늘 3쪽

작은 샬롯 1개(슬라이스)

긴 붉은 고추 2개

간 생강 한 꼬집

당근 밥:

참기름 2큰술

계란 5개

큰 당근 4개

소시지 8온스(닭고기 또는 모든 종류 - 글루텐이 없고 잘게 썬 것).

달콤한 간장 1큰술

콩나물 1컵

잘게 썬 브로콜리 1/2컵

소금과 후추 맛

장식:

고수풀

아시안 칠리 소스

참깨

지침:

1. 소스:

2. 냄비에 당밀, 물, 타마리를 넣고 센 불에서 끓인다.

3. 소스가 끓으면 불을 줄이고 당밀이 완전히 녹을 때까지 끓인다.

4. 소스를 별도의 그릇에 담습니다.

5. 당근 밥:

6. 볼에 생강, 마늘, 양파, 홍고추를 넣고 섞는다.

7. 당근밥을 만들려면 당근을 스파이럴라이저에 꽂아준다.

8. 나선형 모양의 당근을 푸드 프로세서에 갈아줍니다.

9. 브로콜리를 조각처럼 작은 입방체로 자릅니다. 10. 양파, 생강, 마늘, 고추와 함께 볼에 소시지, 당근, 브로콜리, 콩나물을 넣습니다.

11. 슬로우 쿠커 냄비에 매운 야채 혼합물과 타마리 소스를 추가합니다.

12. 스토브를 높게 3시간, 낮게 6시간 설정합니다.

13. 달라붙지 않는 팬이나 프라이팬에 계란 두 개를 휘젓습니다.

14. 당근밥을 꺼내고 스크램블 에그를 넣는다.

15. 참깨, 아시안 칠리 소스, 고수로 장식합니다.

영양 정보:칼로리 230mg 총 지방: 13.7g 탄수화물: 15.9g 단백질: 12.2g

설탕: 8g 섬유질 4.4g 나트륨: 1060mg 콜레스테롤: 239mg.

고구마 해시 인분: 6

조리 시간: 15분

재료:

다진 고구마 2개

올리브 오일 2큰술

파프리카 1큰술

말린 딜 잡초 1티스푼

맛볼 후추

지침:

1. 튀김기를 화씨 400도로 예열합니다.

2. 그릇에 모든 재료를 함께 섞습니다.

3. 튀김기로 옮깁니다.

4. 5분마다 저어주면서 15분 동안 굽습니다.

페타와 퀴노아를 곁들인 계란 머핀 12 인분

조리 시간: 30분

재료:

계란, 여덟

다진 토마토, 한 컵

소금, 티스푼의 1/4

페타 치즈, 한 컵

퀴노아, 한 컵 익힌 것

올리브 오일, 두 티스푼

오레가노, 신선한 다진 것, 한 스푼

다진 블랙 올리브, 1/4컵

다진 양파, 1/4컵

어린 시금치 다진 것, 두 컵

지침:

1. 오븐을 350도로 예열합니다. 12컵 머핀 팬에 기름을 뿌립니다. 시금치, 오레가노, 올리브, 양파, 토마토를 올리브 오일에 넣고 중불에서 5분간 조리합니다. 계란을 치십시오. 익힌 야채 혼합물을 치즈와 소금으로 달걀에 넣습니다. 혼합물을 머핀 컵에 숟가락으로 담습니다. 30분 동안 굽습니다. 그들은 이틀 동안 냉장고에서 신선하게 유지됩니다. 먹을 때는 키친타올에 싸서 전자레인지에 30초만 데우면 된다.

영양 정보:칼로리 113 탄수화물 5g 단백질 6g 지방 7

설탕 1g

짭짤한 병아리콩 팬케이크 부분: 1

조리 시간: 15분

재료:

물 - 0.5컵, 2큰술

잘게 썬 양파 - 0.25컵

잘게 썬 후추 - 0.25 컵

병아리콩 가루 - 0.5컵

베이킹파우더 - 0.25tsp

바다 소금 - 0.25 tsp

마늘 가루 - 0.25 tsp

고추 플레이크 - 0.125 tsp

후추 가루 - 0.125 tsp

지침:

1. 병아리콩 팬케이크 반죽을 준비하는 동안 10인치 붙지 않는 프라이팬을 중불로 가열합니다.

2. 병아리콩 가루와 베이킹파우더, 양념을 주방 믹서에 넣고 휘젓는다. 일단 섞이면 물에 넣고 15~30초 동안 힘차게 휘저어 병아리콩 반죽에 많은 기포를 만들고 부수어 덩어리를 만듭니다.

다진 양파와 파프리카를 볶습니다.

3. 팬이 뜨거워지면 반죽을 한꺼번에 부어 큰 호떡 하나를 만든다. 팬을 원을 그리며 움직여 반죽을 팬 바닥에 고르게 펴준 다음 그대로 둡니다.

4. 병아리콩 팬케이크가 굳고 깨지지 않고 쉽게 뒤집을 수 있을 때까지 약 5~7분 동안 굽습니다. 바닥은 황금빛 갈색이어야합니다. 짭짤한 병아리콩 팬케이크를 큰 주걱으로 조심스럽게 뒤집고 반대쪽도 5분 더 익힙니다.

5. 달큰한 병아리콩 팬케이크가 담긴 팬을 불에서 내린 후 팬케익을 접시에 옮겨 통째로 넣거나 얇게 썬다. 짭짤한 소스와 딥을 선택하여 제공하십시오.

심황 우유의 맛있는 부분: 2

조리 시간: 5분

재료:

무가당 코코넛 밀크 1½ 컵

무가당 아몬드 우유 1½컵

간 생강 ¼작은술

강황 가루 1½작은술

코코넛 오일 1큰술

계피 가루 ¼작은술

지침:

1. 작은 냄비에 코코넛 밀크와 아몬드 밀크를 넣고 중불로 가열한 다음 생강, 오일, 강황, 계피를 넣습니다. 5분 동안 섞고 요리한 다음 그릇에 나누어 담아 제공합니다.

2. 즐기세요!

영양 정보:칼로리 171, 지방 3, 섬유소 4, 탄수화물 6, 단백질 7

녹색 샤슈카 4 인분

조리 시간: 25분

재료:

엑스트라 버진 올리브 오일 2큰술

다진 양파 1개

다진 마늘 2쪽

씨를 제거하고 다진 할라피뇨 1개

시금치 1파운드(냉동해동한 경우)

말린 커민 1티스푼

고수 ¾작은술

소금과 갓 간 후추

해리사 2큰술

야채 육수 ½컵

큰 달걀 8개

서빙에 필요한 만큼 신선한 파슬리 다진 것 서빙에 필요한 만큼 신선한 고수 다진 것 서빙에 필요한 만큼 고춧가루

지침:

1. 오븐을 350°F로 예열합니다.

2. 큰 오븐용 팬에 올리브 오일을 넣고 중불로 가열합니다. 양파를 넣고 4~5분간 볶는다. 마늘과 할라피뇨를 넣고 저은 다음 향이 날 때까지 1분 더 익힙니다.

3. 시금치를 넣고 완전히 익을 때까지 완전히 익을 때까지 4~5분, 냉동된 경우 1~2분 동안 완전히 가열될 때까지 요리합니다.

4. 커민, 후추, 고수풀, 소금, 하리사로 간을 합니다. 향이 날 때까지 약 1분간 조리합니다.

5. 혼합물을 푸드 프로세서 또는 블렌더의 그릇에 옮기고 걸쭉해질 때까지 퓌레로 만듭니다. 육수와 퓌레를 부드럽고 걸쭉해질 때까지 섞습니다.

6. 팬을 닦고 논스틱 쿠킹 스프레이를 뿌립니다. 시금치 혼합물을 다시 팬에 붓고 나무 숟가락으로 8개의 원형 우물을 만듭니다.

7. 달걀을 튜브에 넣고 부드러워질 때까지 깨뜨립니다. 팬을 오븐에 옮기고 달걀 흰자는 완전히 굳지만 노른자는 약간 바삭해질 때까지 20-25분 동안 굽습니다.

8. 샥슈카에 파슬리, 고수, 고춧가루를 취향껏 뿌려준다. 즉시 봉사하십시오.

<u>영양 정보:</u>251칼로리 지방 17g 탄수화물 10g 단백질 17g 설탕 3g

키노 프로틴 빵 인분: 12

조리 시간: 1시간 45분

재료:

병아리콩 가루 - 1 컵

볶은 퀴노아 가루 - 1컵

감자 전분 - 1컵

수수가루 - 1컵

잔탄검 - 2티스푼

바다 소금 - 1 티스푼

따뜻한 물 - 1.5컵

활성 건조 효모 - 1.5 tsp

대추야자 - 2큰술

양귀비 씨앗 - 1큰술

해바라기씨 - 1큰술

페피타스 - 2큰술

아보카도 오일 - 3큰술

계란, 실온 - 3

지침:

1. 가로 9인치, 세로 5인치의 식빵 팬에 양피지를 깔고 기름을 살짝 발라 준비합니다.

2. 주방 그릇에 따뜻한 물, 대추야자 페이스트, 이스트를 넣고 내용물이 완전히 녹을 때까지 섞습니다. 이 혼합물을 퀴노아 빵 위에 5-10분 동안 놓아두어 이스트가 부글부글 끓을 때까지 둡니다. 이 작업은 따뜻한 환경에서 이루어져야 합니다.

3. 동시에 큰 믹싱 볼(가급적이면 스탠드 믹서용)에 밀가루, 전분, 크산탄검 및 바다 소금을 함께 섞습니다. 마지막으로 아보카도 오일과 계란을 작은 믹싱 볼에 넣고 휘젓습니다. 효모가 피기를 기다리는 동안 따로 보관하십시오.

4. 이스트가 피어오르면 밀가루 혼합물과 함께 믹서를 약하게 설정하고 이스트 혼합물을 붓습니다. 패들 부착물을 사용하여 계란-기름 혼합물에 추가하기 전에 액체와 밀가루를 잠시 동안 섞으십시오. 균일한 덩어리가 형성될 때까지 이 혼합물을 2분 동안 계속 혼합합니다.

반죽 공. 반죽에 씨를 넣고 중간 속도로 1분 더 섞는다. 반죽은 글루텐이 없기 때문에 일반 밀가루로 만든 것보다 촉촉하고 탄력이 떨어집니다.

5. 준비된 팬에 퀴노아 반죽을 붓고 랩이나 깨끗하고 젖은 천으로 덮은 다음 따뜻하고 바람이 잘 통하지 않는 곳에서 크기가 두 배가 될 때까지 약 40분간 2차 발효합니다.

그동안 오븐을 화씨 375도로 예열합니다.

6. 오븐 중앙에 구운 덩어리를 놓고 완전히 익혀 황금빛 갈색이 될 때까지 익힙니다. 퀴노아 단백질이 함유된 빵을 두드리면 속이 빈

소리가 나야 합니다. 오븐에서 퀴노아 플랫브레드 팬을 꺼내 5분간 식힌 후 베이킹 시트에서 퀴노아 플랫브레드를 꺼내어 철망에 올려 식힘을 마칩니다. 퀴노아 덩어리를 썰기 전에 완전히 식히십시오.

생강 당근과 코코넛 머핀 1 인분: 12

조리 시간: 20~22분

재료:

데친 아몬드 가루 2컵

무가당 코코넛 플레이크 ½컵

베이킹 소다 1티스푼

올스파이스 ½티스푼

간 생강 ½작은술

정향 가루 약간

소금, 맛

유기농 달걀 3개

유기농 꿀 ½컵

코코넛 오일 ½컵

껍질을 벗기고 강판에 간 당근 1컵

껍질을 벗기고 강판에 간 신선한 생강 2큰술 물에 15분 동안 담갔다가 물기를 뺀 건포도 ¾컵지침:

1. 오븐을 화씨 350도로 예열합니다. 12컵 큰 머핀 틀에 기름을 바릅니다.

2. 큰 그릇에 밀가루, 코코넛 조각, 베이킹 소다, 향신료, 소금을 함께 섞습니다.

3. 다른 볼에 계란, 꿀, 오일을 넣고 잘 저어줍니다.

4. 밀가루 혼합물에 달걀 혼합물을 넣고 부드러워질 때까지 섞습니다.

5. 당근, 생강, 건포도를 넣습니다.

6. 준비된 머핀 컵에 혼합물을 골고루 담습니다.

7. 20~22분 정도 또는 가운데에 이쑤시개를 꽂아 깨끗이 나올 때까지 굽는다.

영양 정보:칼로리: 352, 지방: 13g, 탄수화물: 33g, 섬유질: 9g, 단백질: 15g

뜨거운 꿀죽 4인분

재료:

¼ c. ~에게

½ c. 오트밀

3씨. 끓는 물

¾ 다. 불가 밀

지침:

1. 냄비에 불거밀과 으깬 귀리를 넣습니다. 끓는 물을 넣고 잘 섞는다.

2. 팬을 센 불에 올려 끓입니다. 끓으면 약불로 줄이고 뚜껑을 덮고 가끔 저어가며 10분간 끓인다.

3. 불을 끄고 꿀을 넣고 저은 후 바로 드세요.

영양 정보:칼로리: 172, 지방: 1g, 탄수화물: 40g, 단백질: 4g, 당류: 5g,

나트륨: 20mg

아침 샐러드 제공량: 4

조리 시간: 0분

재료:

말린 과일과 섞인 케일 샐러드 27온스 블루베리 1½컵

삶은 후 껍질을 벗기고 깍둑썰기한 비트 15온스

¼ 컵 올리브 오일

사과 사이다 식초 2큰술

강황 가루 1티스푼

레몬즙 1큰술

다진 마늘 1쪽

신선한 다진 생강 1티스푼

검은 후추 한 꼬집

지침:

1. 케일과 말린 과일을 비트, 블루베리와 함께 샐러드 그릇에 담습니다. 별도의 그릇에 기름을 식초, 심황, 레몬 주스, 마늘, 생강, 후추 한 꼬집과 섞고 잘 털고 샐러드 위에 붓고 섞어서 제공합니다.

2. 즐기세요!

영양 정보:칼로리 188, 지방 4, 섬유질 6, 탄수화물 14, 단백질 7

빠른 퀴노아 시나몬과 치아 인분: 2

조리 시간: 3분

재료:

미리 익힌 퀴노아 2컵

캐슈 우유 1컵

½ tsp 계피 가루

신선한 블루베리 1컵

구운 호두 ¼컵

생꿀 2큰술

치아씨드 1큰술

지침:

1. 냄비에 퀴노아와 캐슈넛 밀크를 넣고 중약불로 가열합니다. 계피, 블루베리, 호두를 넣고 저어주세요. 3분간 천천히 익혀주세요.

2. 열에서 팬을 제거합니다. 꿀을 저어주세요. 서빙하기 전에 치아씨드로 장식합니다.

영양 정보:칼로리 887 지방: 29.5g 단백질: 44. 나트륨: 85mg 총 탄수화물: 129.3g 섬유질: 18.5g

그레인프리 고구마 와플 2 인분

조리 시간: 15분

재료:

다진 고구마 - 3컵

코코넛 가루 - 2 큰 술

화살 뿌리 - 1큰술

계란 - 2

콩기름 - 1큰술

계피 가루 - 0.5 tsp

육두구 가루 - 0.25 tsp

바다 소금 - 0.25 tsp

날짜 붙여넣기 - 1큰술

지침:

1. 와플을 섞기 전에 와플틀을 데웁니다.

2. 그릇에 계란, 콩기름, 대추야자를 넣고 섞습니다. 나머지 재료를 넣고 모든 재료가 골고루 섞일 때까지 섞는다.

3. 달궈진 와플틀에 기름을 바르고 반죽을 조금 넣어주세요.

다리미를 닫고 와플이 황금빛 갈색이 될 때까지 약 6~7분간 익힙니다. 다 익으면 포크로 와플을 떼어내고 반죽의 나머지 반쪽도 같은 방법으로 굽는다.

4. 요거트와 신선한 베리, 과일 설탕에 절인 과일 또는 라칸토 몽크 후르츠 메이플 시럽과 같은 좋아하는 토핑과 함께 뜨거운 그레인 프리 고구마 와플을 제공합니다.

퀴노아 아스파라거스 버섯 프리타타 3인분

조리 시간: 30분

재료:

올리브 오일 2큰술

얇게 썬 버섯 1컵

1인치 조각으로 자른 아스파라거스 1컵

다진 토마토 ½컵

큰 방목지에서 기른 달걀 6개

목초지에서 키운 큰 달걀 흰자 2개

비유제품 우유 ¼컵

패키지에 따라 조리한 퀴노아 1cl 다진 바질 3큰술

다진 파슬리 1큰술, 장식

맛에 소금과 후추

지침:

1. 오븐을 3500F로 예열합니다.

2. 팬에 올리브 오일을 두르고 중불로 가열합니다.

3. 버섯과 아스파라거스를 넣고 볶는다.

4. 소금과 후추로 간을 한다. 7분 동안 또는 버섯과 아스파라거스가 갈색이 될 때까지 볶습니다.

5. 토마토를 넣고 3분간 더 조리합니다. 제쳐두기 위해.

6. 그동안 볼에 계란, 흰자, 우유를 섞어주세요.

제쳐두기 위해.

7. 베이킹 접시에 퀴노아를 놓고 야채 혼합물을 얹습니다. 계란 혼합물을 붓습니다.

8. 오븐에 넣고 20분간 또는 계란이 익을 때까지 굽습니다.

영양 정보:칼로리 450 총 지방 37g 포화 지방 5g 총 탄수화물 17g 총

탄수화물 14g 단백질 12g 설탕: 2g 섬유질: 3g 나트륨: 60mg 칼륨 349mg

*Huevos Rancheros*의 서빙: *3*

조리 시간: 20분

재료:

계란 - 6

옥수수 토르티야, 작은 것 - 6

튀긴 콩 - 1.5 컵

다진 녹색 칠리 통조림 4온스

볶은 통조림 토마토 14.5온스

얇게 썬 아보카도 - 1

다진 마늘 - 2쪽

다진 고수 - 0.5 컵

다진 양파 - 0.5

바다 소금 - 0.5 tsp

커민, 지상 - 0.5 tsp

엑스트라 버진 올리브 오일 - 1 tsp

후추 가루 - 0.25 tsp

지침:

1. 볶은 토마토, 청고추, 천일염, 커민, 후추를 냄비에 넣고 5분간 끓입니다.

2. 한편, 큰 팬에 양파와 올리브 오일을 넣고 갈색이 되도록 볶습니다. 조리 마지막 순간에 마늘을 추가합니다. 전체 시간은 약 5분입니다.

3. 원하는 요리 선호도에 따라 팬에 달걀을 볶습니다. 볶은 콩을 데우고 토르티야를 데우세요.

4. 토르티야 위에 구운 콩, 토마토, 양파, 계란을 숟가락으로 떠서 제공합니다. 아보카도와 실란트로를 얹고 신선하고 뜨겁게 즐기세요. 원하는 경우 약간의 살사, 치즈 또는 사워 크림을 추가할 수 있습니다.

시금치 버섯 오믈렛 인분: 2

조리 시간: 15분

재료:

올리브유 한스푼 + 한스푼

다진 신선한 시금치, 파 1.5컵, 다진 것 1개

계란, 3개

페타 치즈, 1온스

버섯, 단추, 슬라이스 5개

적양파, 다진 것, 1/4컵

지침:

1. 버섯, 양파, 시금치를 올리브유 1큰술에 3분간 볶은 후 따로 둡니다.
계란을 잘 푼 다음 다른 스푼의 올리브 오일에 가장자리가 갈색이 될 때까지 3~4분 동안 익힙니다. 오믈렛의 절반에 나머지 재료를 모두 뿌리고 나머지 절반을 튀긴 재료 위에 접습니다. 각면에서 1 분 동안 요리하십시오.

영양 정보:칼로리 337 지방 25g 단백질 22g 탄수화물 5.4g 설탕 5.4g 섬유질 1.3g

호박과 바나나 와플의 부분: 4

조리 시간: 5분

재료:

아몬드 가루 ½컵

코코넛 가루 ½컵

베이킹 소다 1티스푼

계피 가루 1½ tsp

간 생강 ¾ tsp

½ tsp 다진 정향

½ tsp 간 육두구

소금, 맛

올리브 오일 2큰술

큰 유기농 계란 5개

아몬드 우유 ¾컵

호박 퓨레 ½컵

껍질을 벗기고 얇게 썬 중간 크기 바나나 2개

지침:

1. 와플 다리미를 가열한 다음 기름칠을 합니다.

2. 큰 그릇에 밀가루, 베이킹 소다, 양념을 함께 섞습니다.

3. 나머지 재료를 블렌더에 넣고 부드러운 덩어리가 될 때까지
갈아줍니다.

4. 밀가루 혼합물을 넣고 펄스

5. 예열된 와플 아이언에 필요한 양의 혼합물을 추가합니다.

6. 4~5분 정도 굽는다.

7. 나머지 혼합물도 반복합니다.

영양 정보:칼로리: 357.2, 지방: 28.5g, 탄수화물: 19.7g, 섬유질: 4g,

단백질: 14g

훈제 연어를 곁들인 스크램블 에그 부분: 2

조리 시간: 10분

재료:

계란 4개

코코넛 밀크 2큰술

다진 신선한 쪽파

자연산 훈제 연어 4조각, 다진 소금

지침:

1. 그릇에 계란, 코코넛 밀크, 쪽파를 풀어줍니다.

2. 팬에 기름을 두르고 중약불로 가열한다.

3. 계란물을 붓고 계란을 풀어가면서 익혀주세요.

4. 계란이 익기 시작하면 훈제연어를 넣고 2분간 더 익힌다.

영양 정보:칼로리 349 총 지방 23g 포화 지방 4g 총 탄수화물 3g 총

탄수화물 1g 단백질 29g 설탕: 2g 섬유질: 2g 나트륨: 466mg 칼륨 536mg

버섯과 콜리플라워를 곁들인 크리미한

파마산 리조또

부분: 2

조리 시간: 18분

재료:

껍질을 벗기고 얇게 썬 마늘 1쪽

헤비 크림 ½컵

콜리플라워 ½컵, 쌀

얇게 썬 버섯 ½컵

코코넛 오일, 튀김용

토핑용 파마산 치즈 가루

지침:

1. 팬을 중불에 올려 코코넛 오일을 두르고 녹으면 마늘과 버섯을 넣고 4분간 볶는다.

분 또는 튀길 때까지.

2. 콜리플라워와 크림을 팬에 넣고 잘 섞은 후 12분 동안 끓입니다.

3. 리조또를 접시에 담고 치즈를 뿌린 후 서빙합니다.

영양 정보:열량 179, 총 지방 17.8g, 총 탄수화물 4.4g, 단백질 2.8g, 설탕 2.1g, 나트륨 61mg

체다 치즈를 곁들인 랜치 구운 브로콜리

2인분

조리 시간: 30분

재료:

브로콜리 작은 꽃 1½컵

맛을 내기 위해 소금과 갓 갈은 후추, 랜치 드레싱 1/8컵

헤비 휘핑크림 1/8컵

잘게 썬 샤프 체다 치즈 ¼컵

올리브 오일 1큰술

지침:

1. 오븐을 켜고 375°F로 설정하고 예열합니다.

2. 한편, 중간 크기의 그릇에 작은 꽃과 나머지 재료를 넣고 잘 섞일 때까지 섞습니다.

3. 캐서롤 접시에 기름을 바르고 준비된 혼합물을 숟가락으로 넣고 완전히 익을 때까지 30 분 동안 요리합니다.

4. 준비가 되면 깡통에서 5분 동안 식힌 후 서빙합니다.

영양 정보:열량 111, 총 지방 7.7g, 총 탄수화물 5.7g, 단백질 5.8g, 설탕 1.6g, 나트륨 198mg

파워 프로틴 죽 분량: 2

조리 시간: 8분

재료:

굵게 다진 호두 또는 피칸 ¼컵 무가당 구운 코코넛 ¼컵

대마 씨앗 2큰술

전체 치아씨드 2큰술

무가당 아몬드 우유 ¾컵

코코넛 밀크 ¼컵

구운 아몬드 버터 ¼컵

간 강황 ½작은술

엑스트라 버진 코코넛 오일 또는 MCT 오일 1큰술

에리스리톨 2큰술 또는 액상 스테비아 5-10방울(선택 사항) 간 후추 한 꼬집

계피 ½티스푼 또는 바닐라 가루 ½티스푼

지침:

1. 뜨거운 냄비에 호두, 코코넛 플레이크, 대마씨를 넣습니다. 혼합물을 2분 동안 또는 향이 날 때까지 굽습니다. 타는 것을 방지하기 위해 몇 번 저어줍니다. 볶은 혼합물을 그릇에 옮깁니다. 제쳐두기 위해.

2. 중간 열에 있는 작은 냄비에 아몬드와 코코넛 밀크를 섞습니다. 혼합물을 가열하십시오.

3. 가열하되 끓지 않으면 불을 끈다. 나머지 재료를 모두 추가합니다. 완전히 섞일 때까지 잘 섞는다. 10분 동안 따로 둡니다.

4. 볶은 반죽의 절반을 죽을 섞는다. 두 개의 서빙 그릇에 죽을 옮깁니다. 구운 혼합물의 나머지 절반과 계피 가루를 각 그릇에 뿌립니다. 즉시 죽을 제공하십시오.

영양 정보:칼로리 572 지방: 19g 단백질: 28.6g 나트륨: 87mg 총 탄수화물: 81.5g 섬유질: 10g

망고 및 코코넛 오트밀 분량: 1

재료:

½ c. 코코넛 우유

코셔 소금

1씨. 구식 압연 귀리

1/3씨. 신선한 다진 망고

2큰술 무가당 코코넛 플레이크

지침:

1. 중간 냄비에 우유를 넣고 센 불에서 끓입니다. 귀리와 소금을 넣고

약불로 줄입니다. 5정도 끓인다

귀리가 크림 같고 부드러울 때까지 몇 분.

2. 그동안 작은 마른 팬에 코코넛 플레이크를 약불에서 약 2~3분 동안 노릇노릇해질 때까지 굽습니다.

3. 준비가 되면 망고와 코코넛 플레이크를 곁들인 오트밀을 얹고 서빙합니다.

영양 정보:칼로리: 428, 지방: 18g, 탄수화물: 60g, 단백질: 10g, 당류: 26g, 나트륨: 122mg.

버섯과 시금치 프리타타 인분: 4

조리 시간: 30분

재료:

계란 6개

우유 1/4컵(60ml)

버터 3큰술(45ml)

어린 시금치 2컵(500ml)

소금과 후추

1 컵 강판 체다 치즈

얇게 썬 양파 1개

얇게 썬 흰 완두콩 4온스

지침:

1. 선반을 중간 위치에 놓고 오븐을 180°C(350°F)로 예열합니다. 20cm(8")
정사각형 베이킹 접시에 버터를 바르십시오. 옆에 둡니다.

2. 큰 그릇에 계란과 우유를 거품기로 섞습니다. 치즈를 저어주세요.
후추와 소금으로 간을 합니다. 그릇을 따로 보관하십시오.

3. 버터를 두른 팬에 양파와 버섯을 중불로 볶습니다. 후추와 소금으로
간을 합니다. 시금치를 넣고 계속 저어주면서 약 1분 동안 조리합니다.

4. 계란 혼합물에 버섯 혼합물을 붓습니다. 제거하고 베이킹 접시에
붓습니다. 약 25분 동안 또는 갈색이 되고 약간 부풀어오를 때까지
프리타타를 굽습니다. 프리타타를 4등분으로 자르고 주걱으로

접시에서 꺼냅니다. 접시에 놓고 짜잔, 따뜻하게 또는 차갑게 서빙할 준비가 된 것입니다.

영양 정보:칼로리 123 탄수화물: 4g 지방: 5g 단백질: 15g

퀴노아 브랙퍼스트 보울 제공량: 6

조리 시간: 0분

재료:

퀴노아, 두 컵 익힌 것

계란, 12개

그릭 요거트, 플레인, 1/4컵

소금, 반 티스푼

페타 치즈, 한 컵

체리 토마토, 반으로 자른 1파인트

후추, 한 티스푼

다진 마늘, 한 티스푼

어린 시금치 다진 것, 한 컵

올리브 오일, 한 티스푼

지침:

1. 달걀, 소금, 후추, 마늘, 양파가루, 요거트를 섞는다. 시금치와
토마토를 올리브 오일에 넣고 중불에서 5분 동안 조리합니다. 계란
혼합물을 붓고 계란이 원하는 수준으로 익을 때까지 저어줍니다.
퀴노아와 페타 치즈를 뜨거울 때까지 저어줍니다. 2~3일 동안 냉장고에
보관됩니다.

영양 정보:칼로리 340 지방 7.3g 탄수화물 59.4g 섬유질 6.2g 설탕 21.4g
단백질 10.5g

슬로우 쿠커 찜 시나몬 사과 인분: 6

조리 시간: 4시간

재료:

사과 8개(껍질 벗긴 것, 속을 제거한 것)

레몬즙 2티스푼

계피 2티스푼

육두구 ½티스푼

¼ 컵 코코넛 설탕

지침:

1. 슬로우 쿠커 냄비에 재료를 모두 넣습니다.

2. 슬로우 쿠커 냄비를 약불로 3-4시간 동안 설정합니다.

3. 사과가 부드러워질 때까지 익힌다. 제공하다.

<u>영양 정보:</u>칼로리 136 총 지방: 0g 탄수화물: 36g 단백질: 1g 설탕: 26g

섬유소 5g 나트륨: 6mg 콜레스테롤: 0mg

통곡물 콘브레드 8인분

조리 시간: 35분

재료:

노란색 통밀 옥수수 가루 - 1컵

흰 통밀가루 - 1컵

계란 - 1

대추야자 - 2큰술

엑스트라 버진 올리브 오일 - 0.33 컵

바다 소금 - 1 티스푼

베이킹파우더 - 1큰술

베이킹 소다 - 0.5 tsp

아몬드 우유 - 1컵

지침:

1. 오븐을 화씨 400도로 예열하고 8인치 원형 베이킹 접시 또는 빵용 주철 팬을 준비합니다. 팬에 기름을 충분히 바릅니다.

2. 믹싱 볼에 옥수수 가루, 통밀가루, 천일염, 팽창제를 넣고 휘젓습니다.

3. 나머지 재료는 별도의 주방용품에 함께 섞어주세요. 밀가루 혼합물을 넣고 결합될 때까지 두 개를 함께 접습니다.

4. 콘브레드 반죽을 준비된 팬에 붓고 오븐에 약 25분 동안 넣어 황금빛 갈색이 되고 중앙에 완전히 놓입니다. 콘브레드를 오븐에서 꺼내어 5분 동안 식힌 후 썰어주세요.

토마토 오믈렛 분량: 1

조리 시간: 8분

재료:

계란, 2개

신선한 바질, 반 컵

체리 토마토, 반 컵

후추, 한 티스푼

모든 종류의 치즈, 1/4컵 부순 것

소금, 반 티스푼

올리브 오일, 두 스푼

지침:

1. 토마토를 4등분한다. 올리브유에 3분간 튀겨줍니다. 토마토를 따로 보관하십시오. 작은 그릇에 계란에 소금과 후추를 넣고 잘 저어줍니다. 휘저은 계란 혼합물을 팬에 붓고 주걱으로 오믈렛 아래 가장자리를 부드럽게 작업하여 계란이 움직이지 않고 3분 동안 튀기도록 합니다. 계란 혼합물의 중간 1/3이 여전히 흐물거리면 바질, 토마토, 치즈를 추가합니다. 나머지 절반 위에 오믈렛의 절반을 접습니다. 2분 더 익혀 서빙합니다.

<u>영양 정보:</u>칼로리 342 탄수화물 8g 단백질 20g 지방 25.3g

흑설탕과 계피 오트밀 서빙: 4

재료:

½ 티스푼 지상 계피

1 ½ 티스푼 순수한 바닐라 추출물

¼ c. 밝은 갈색 설탕

2씨. 저지방 우유

1 1/3 다. 빠른 귀리

지침:

1. 중간 냄비에 우유와 바닐라를 계량하고 중불에서 끓입니다.

2. 끓으면 중불로 줄인다. 귀리, 흑설탕, 계피를 넣고 2~3분 동안 저으면서 익힙니다.

3. 원하는 경우 계피를 더 뿌려 즉시 서빙합니다.

영양 정보:칼로리: 208, 지방: 3g, 탄수화물: 38g, 단백질: 8g, 당류: 15g,

나트륨: 105mg

구운 배를 넣은 아마란스 죽 2 인분

조리 시간: 30분

재료:

소금 ¼작은술

피칸 조각 2큰술

순수 메이플 시럽 1티스푼

서빙할 0% 그릭 요거트 1컵

배

죽

익히지 않은 아마란스 ½컵

물 1/2컵

2% 우유 1컵

메이플 시럽 1티스푼

큰 배 1개

계피 가루 1/2tsp

간 생강 1/4tsp

육두구 가루 1/8tsp

다진 정향 1/8tsp

피칸/배 토핑

지침:

1. 오븐을 400°C로 예열합니다.

2. 아마란스는 물기를 빼고 헹굽니다. 물, 우유 한 컵, 소금을 섞고 아마란스를 끓인 후 약불로 줄입니다.

아마란스가 부드럽지만 약간의 액체가 남아 있을 때까지 뚜껑을 덮고 25분 동안 요리합니다. 불을 끄고 아마란스가 걸쭉해질 때까지 5-10분 더 둡니다. 원하는 경우 우유를 조금 더 추가하여 질감을 균일하게 만드십시오.

3. 피칸 조각을 메이플 시럽 1큰술과 함께 버무립니다.

피칸이 구워지고 메이플 시럽이 마를 때까지 10-15분 동안 굽습니다. 완료되면 피칸에서 꽤 향이 날 수 있습니다. 피칸은 식으면서 아삭아삭합니다.

4. 피칸과 함께 배를 잘게 자르고 남은 메이플 시럽 1티스푼과 향신료를 섞습니다. 배가 부드러워질 때까지 로스팅 팬에서 15분 동안 굽습니다.

5. 죽에 볶은 배의 3/4을 넣는다. 요거트를 두 개의 그릇에 담고 으깬 것, 구운 피칸, 남은 배 조각을 얹습니다.

영양 정보:칼로리 55 탄수화물: 11g 지방: 2g 단백질: 0g

달콤한 크림을 곁들인 크레이프 2인분

조리 시간: 10분

재료:

유기농 달걀 2개

스테비아 1티스푼

소금, 맛

녹인 코코넛 오일 2큰술

코코넛 가루 2큰술

헤비 크림 ½컵

지침:

1. 그릇에 달걀을 깨고 코코넛 오일 1큰술, 스테비아, 소금을 넣고 전기 믹서로 부드러워질 때까지 휘젓습니다.

2. 코코넛 가루가 섞일 때까지 천천히 저어준 다음 크림을 잘 섞일 때까지 저어줍니다.

3. 팬을 중불에 올려 기름을 두르고 뜨거워지면 반죽의 절반을 붓고 2시간 정도 익힌다.

크레이프가 익을 때까지 각 면에 몇 분씩.

4. 크레이프를 접시에 담고 남은 반죽으로 크레이프를 하나 더 구워 완성한다.

5. 크레이프 하나하나를 왁스페이퍼에 싸서 비닐봉지에 넣어 밀봉한 뒤 냉동실에 3일 정도 보관한다.

6. 먹을 준비가 되면 크레이프를 전자레인지에 2분간 데워 드시면 됩니다.

영양 정보:298, 총지방 27.1g, 총탄수화물 8g, 단백질 7g, 당질 2.4g, 나트륨 70mg

시럽 세이지 돈까스 4인분

조리 시간: 10분

재료:

방목한 다진 돼지고기 2파운드

B등급 메이플 시럽 3큰술

다진 신선한 세이지 3큰술

바다 소금 ¾작은술

마늘 가루 ½작은술

고형 요리용 지방 1작은술

지침:

1. 큰 믹싱볼에 돼지고기를 잘게 썬다. 메이플 시럽을 골고루 뿌려줍니다. 조미료를 뿌린다. 완전히 섞일 때까지 잘 섞는다. 혼합물에서 8개의 덩어리를 만드십시오. 제쳐두기 위해.

2. 중불에 놓인 무쇠 팬에 지방을 가열합니다. 패티의 각 면을 10분 동안 또는 갈색이 될 때까지 익힙니다.

영양 정보:칼로리 405 지방: 11.2g 단백질: 30.3g 나트륨: 240mg 총 탄수화물: 53.3g 섬유질: 0.8g 순 탄수화물: 45.5g

코코넛 크림과 딸기 소스를 곁들인 크레페

조리 시간: 8분

재료:

소스:

냉동 딸기 12온스, 해동 및 액체 보관 1½티스푼 타피오카 전분

꿀 1스푼

코코넛 크림:

1(13½ oz.) 차가운 코코넛 밀크 캔

1 tsp 유기농 바닐라 향료

유기농 꿀 1큰술

크레페:

타피오카 전분 2큰술

코코넛 가루 2큰술

아몬드 우유 ¼컵

유기농 달걀 2개

소금 한 스푼

필요에 따라 아보카도 오일

지침:

1. 볼에 소스용으로 준비한 딸기액과 타피오카 전분을 함께 휘젓습니다.

2. 나머지 재료를 넣고 잘 섞는다.

3. 혼합물을 팬에 중불로 옮깁니다.

4. 끓을 때까지 가열하고 계속 저어줍니다.

5. 소스가 걸쭉해질 때까지 2~3분 정도 끓인다.

6. 불을 끄고 서빙할 때까지 뚜껑을 덮은 채로 따로 보관합니다.

7. 코코넛 크림의 경우 코코넛 밀크 캔 표면에서 크림을 조심스럽게 제거합니다.

8. 코코넛 크림, 바닐라향, 꿀을 믹서에 넣고 6~8분 정도 또는 보글보글해질 때까지 끓입니다.

9. 믹서 크레이프의 경우 모든 재료를 넣고 잘 섞이고 부드러워질 때까지 휘젓습니다.

10. 들러붙지 않는 팬에 아보카도 오일을 살짝 바르고 중약불로 가열합니다.

11. 적당량의 혼합물을 추가하고 팬을 기울여 팬에 고르게 분포시킵니다.

12. 1~2분 정도 익힌다.

13. 조심스럽게 면을 바꿔가며 1-1½ 정도 익힙니다.

분 더.

14. 나머지 혼합물도 반복합니다.

15. 각 크레이프에 코코넛 크림을 골고루 펴 바르고 4등분으로 접습니다.

16. 딸기 소스를 얹어 낸다.

<u>영양 정보</u>:칼로리: 364, 지방: 9g, 탄수화물: 26g, 섬유질: 7g, 단백질: 15g

레몬 버터 새우 밥 3 인분

조리 시간: 10분

재료:

요리한 야생 쌀 ¼컵

½ 티스푼 또는 공유

¼ 티스푼 올리브유

껍질을 벗기고 물기를 제거한 생새우 1컵 해동하고 헹구고 물기를 제거한 냉동 완두콩 ¼컵

1큰술 갓 짜낸 레몬 주스

1큰술 다진 쪽파

맛을 내기 위해 바다 소금 한 꼬집

지침:

1. ¼티스푼을 붓는다. 버터와 오일을 냄비에 넣고 중불로 가열합니다. 새우와 완두콩을 추가합니다. 새우가 코랄 핑크색이 될 때까지 5-7 정도 튀깁니다.

분.

2. 야생 쌀을 넣고 잘 가열될 때까지 요리합니다. 소금과 버터로 간을 합니다.

3. 접시에 옮깁니다. 향신료와 레몬 주스를 뿌린다.

제공하다.

영양 정보:칼로리 510 탄수화물: 0g 지방: 0g 단백질: 0g

주키니와 옥수수를 곁들인 새우 라임 페이스트리, 4인분

조리 시간: 20분

재료:

엑스트라 버진 올리브 오일 1큰술

¼인치 입방체로 자른 작은 애호박 2개

냉동 옥수수 알갱이 1컵

얇게 썬 양파 2개

소금 1티스푼

간 커민 ½작은술

치폴레 칠리 파우더 ½티스푼

껍질을 벗긴 새우 1kg, 필요한 경우 해동

잘게 썬 신선한 고수 1큰술

라임 1개의 제스트와 즙

지침:

1. 오븐을 400°F로 예열합니다. 베이킹 트레이에 기름을 바릅니다.

2. 베이킹 시트에 애호박, 옥수수, 양파, 소금, 커민, 고춧가루를 넣고 잘 섞는다. 단일 레이어로 퍼집니다.

3. 새우를 넣습니다. 15~20분간 굽는다.

4. 실란트로와 라임 제스트, 주스를 넣고 저은 후 서빙합니다.

영양 정보:칼로리 184 총 지방: 5g 총 탄수화물: 11g 설탕: 3g 섬유질: 2g

단백질: 26g 나트륨: 846mg

콜리플라워 수프 인분: 10

조리 시간: 10분

재료:

물 ¾컵

올리브 오일 2티스푼

다진 양파 1개

콜리플라워 머리 1개, 작은 꽃만

전지 코코넛 밀크 1캔

강황 1티스푼

생강 1티스푼

생꿀 1티스푼

지침:

1. 큰 냄비에 양념장을 모두 넣고 10도 정도 끓인다

분.

2. 믹서기를 이용하여 국물을 곱게 갈아준다.

제공하다.

영양 정보:총 탄수화물 7g 섬유질: 2g 순 탄수화물: 단백질: 2g 총 지방:

11g 칼로리: 129

고구마 검은콩 버거 6인분

조리 시간: 10분

재료:

씨를 빼고 다진 할라피뇨 1/2개

퀴노아 1/2컵

통밀햄버거번 6개

검은콩 1캔, 헹구고 물기 제거

올리브 오일/코코넛 오일, 요리용

고구마 1개

다진 붉은 양파 1/2컵

글루텐 프리 귀리 가루 4큰술

다진 마늘 2쪽

매운 케이준 시즈닝 2작은술

다진 고수 1/2컵

커민 1티스푼

촬영

소금, 맛

후추, 취향껏

크레마:

다진 실란트로 2큰술

깍뚝썰기한 잘 익은 아보카도 1/2개

저지방 사워 크림/그릭 요거트 4큰술 라임 주스 1작은술

지침:

1. 퀴노아를 흐르는 찬물에 헹굽니다. 냄비에 물 한 컵을 넣고 가열합니다. 퀴노아를 넣고 끓입니다.

2. 뚜껑을 덮고 약불로 15분 정도 물기가 없어질 때까지 끓인다.

3. 불을 끄고 퀴노아를 포크로 휘휘 저어주세요. 그런 다음 퀴노아를 그릇에 넣고 5-10분 동안 식힙니다.

4. 포크로 감자를 찔러 전자레인지에 몇 분 동안 완전히 익혀 부드러워질 때까지 돌립니다. 요리 후 감자 껍질을 벗기고 식히십시오.

5. 조리된 감자를 검은콩 1캔, 잘게 썬 실란트로 ½컵, 케이준 시즈닝 2작은술, ⅓과 함께 푸드 프로세서에 넣습니다.

다진 양파 한 컵, 커민 1티스푼, 다진 마늘 2쪽.

부드러운 혼합물이 될 때까지 펄싱합니다. 그릇에 옮기고 익힌 퀴노아를 넣습니다.

6. 귀리 가루/귀리 겨를 추가합니다. 잘 섞어서 6개의 덩어리로 만듭니다. 패티를 베이킹 시트에 놓고 냉장고에 약 30분 동안 두세요.

7. 모든 크레마 재료를 푸드 프로세서에 넣습니다. 부드러워질 때까지 맥박을 뜁니다. 맛에 소금을 조절하고 냉장 보관하십시오.

8. 프라이팬에 기름을 두르고 중불로 가열한다.

빵의 양면이 옅은 황금색이 될 때까지 3-4분만 굽습니다.

크림, 콩나물, 빵 및 좋아하는 토핑과 함께 제공하십시오.

영양 정보:206칼로리 지방 6g 총 탄수화물 33.9g 단백질 7.9g

코코넛 버섯 수프 인분: 3

조리 시간: 10분

재료:

코코넛 오일 1큰술

간 생강 1큰술

다진 크레미니 버섯 1컵

강황 ½티스푼

물 2컵과 ½컵

통조림 코코넛 밀크 ½컵

맛볼 바다 소금

지침:

1. 큰 냄비에 코코넛 오일을 넣고 중불로 가열하고 버섯을 넣습니다. 3-4분 동안 조리합니다.

2. 남은 양념장을 넣고 끓인다. 5분 동안 끓입니다.

3. 국그릇 3개에 나누어 담아 드세요!

<u>영양 정보:</u>총 탄수화물 4g 섬유질: 1g 단백질: 2g 총 지방: 14g 칼로리: 143

겨울 과일 샐러드 부분: 6

조리 시간: 0분

재료:

깍뚝썰기한 익힌 고구마 4개(1인치 큐브) 깍둑썰기한 배 3개(1인치 큐브)

반으로 자른 포도 1컵

깍뚝썰기한 사과 1개

½ 컵 피칸 반쪽

올리브 오일 2큰술

적포도주 식초 1큰술

생꿀 2큰술

지침:

1. 소스는 올리브유, 적포도주 식초, 생꿀을 섞어 따로 둡니다.

2. 다진 과일, 고구마, 피칸 반쪽을 합치고 6개의 서빙 볼에 나눕니다. 각 그릇에 소스를 뿌립니다.

영양 정보:총 탄수화물 40g 섬유질: 6g 단백질:3g 총 지방: 11g 칼로리: 251

당근을 곁들인 남성 구운 닭 허벅지살 인분: 4

조리 시간: 50분

재료:

실온에 둔 무염 버터 2큰술, 얇게 썬 큰 당근 3개

다진 마늘 2쪽

뼈가 있고 껍질이 있는 닭 허벅지살 4개

소금 1티스푼

말린 로즈마리 ½작은술

갓 간 후추 ¼작은술

꿀 2큰술

닭고기 또는 야채 국물 1컵

봉사할 레몬 조각

지침:

1. 오븐을 400°F로 예열합니다. 베이킹 트레이에 버터를 바릅니다.

2. 당근과 마늘을 베이킹 시트에 한 겹으로 펼칩니다.

3. 껍질이 위로 오도록 닭고기를 야채 위에 놓고 소금, 로즈마리, 후추로 간을 합니다.

4. 꿀을 얹고 육수를 붓는다.

5. 40~45분간 굽는다. 제거한 다음 5를 세우십시오.

분 레몬 슬라이스와 함께 제공합니다.

영양 정보:칼로리 428 총 지방: 28g 총 탄수화물: 15g 설탕: 11g 섬유질: 2g

단백질: 30g 나트륨: 732mg

칠면조 칠리 인분: 8

조리시간 : 4시간 10분

재료:

갈은 칠면조 1파운드, 바람직하게는 99% 살코기

헹구고 물기를 뺀 팥 2캔(각각 15oz) 다진 빨간 피망 1개

토마토 소스 2캔(각각 15oz)

1캔 델리 슬라이스 길들인 할라피뇨 고추, 물기를 제거한 것(16oz)

깍둑썰기한 작은 토마토 2캔(각각 15oz) 커민 1큰술

굵게 다진 노란색 피망 1개

가급적 헹구고 물기를 제거한 검은콩 2캔(각각 15oz) 냉동 옥수수 1컵

칠리 파우더 2큰술

올리브 오일 1큰술

검은 후추와 소금 맛

다진 중간 양파 1개

파, 아보카도, 강판에 간 치즈, 그릭 요거트/사워 크림, 그 위에, 옵션

지침:

1. 큰 팬에 기름을 두릅니다. 준비가 되면 칠면조를 뜨거운 팬에 조심스럽게 넣고 갈색이 될 때까지 요리합니다. 슬로우 쿠커 바닥에 칠면조를 붓습니다. 가급적이면 6쿼트를 붓습니다.

2. 할라피뇨, 옥수수, 피망, 양파, 다진 토마토, 토마토 소스, 콩, 커민, 칠리 파우더를 추가합니다. 섞은 다음 후추와 소금을 넣어 맛을 낸다.

3. 뚜껑을 덮고 약불로 6시간, 강불로 4시간 익혀주세요.

옵션 토핑과 함께 제공하고 즐기십시오.

영양 정보:kcal 455 지방: 9g 섬유질: 19g 단백질: 38g

향신료를 곁들인 렌즈콩 수프 분량: 5

조리 시간: 25분

재료:

노란 양파 1컵(잘게 썬 것)

당근 1컵(잘게 썬 것)

순무 1컵

엑스트라 버진 올리브 오일 2큰술

발사믹 식초 2큰술

아기 시금치 4컵

갈색 렌즈콩 2컵

신선한 파슬리 ¼컵

지침:

1. 압력솥을 중불로 가열하고 올리브 오일과 야채를 넣습니다.

2. 5분 후 냄비에 육수, 렌틸콩, 소금을 넣고 15분간 끓인다.

3. 뚜껑을 열고 시금치와 식초를 넣습니다.

4. 국물을 5분간 저은 후 불을 끕니다.

5. 신선한 파슬리로 장식합니다.

영양 정보:칼로리 96 탄수화물: 16g 지방: 1g 단백질: 4g

마늘 치킨과 야채 *부분: 4*

조리 시간: 45분

재료:

엑스트라 버진 올리브 오일 2티스푼

부추 1개, 흰 부분만 얇게 썬다

¼인치 조각으로 자른 큰 애호박 2개

뼈가 있고 껍질이 있는 닭가슴살 4개

다진 마늘 3쪽

소금 1티스푼

말린 오레가노 1티스푼

갓 간 후추 ¼작은술

화이트 와인 ½컵

레몬 1개의 주스

지침:

1. 오븐을 400°F로 예열합니다. 베이킹 트레이에 기름을 바릅니다.

2. 부추와 애호박을 베이킹 시트에 놓습니다.

3. 껍질이 위로 오도록 닭고기를 놓고 마늘, 소금, 오레가노, 후추를 뿌립니다. 와인을 추가하십시오.

4. 35~40분간 굽는다. 제거하고 5분 동안 그대로 둡니다.

5. 레몬즙을 넣고 서빙합니다.

영양 정보:칼로리 315 총 지방: 8g 총 탄수화물: 12g 설탕: 4g 섬유질: 2g 단백질: 44g 나트륨: 685mg

훈제 연어 샐러드 부분: 4

조리 시간: 20분

재료:

얇게 썬 어린 회향 구근 2개, 약간의 잎은 남겨 둡니다. 헹구고 물기를 제거한 소금에 절인 베이비 케이퍼 1큰술 플레인 요거트 ½컵

다진 파슬리 2큰술

갓 짜낸 레몬즙 1큰술

다진 신선한 쪽파 2큰술

다진 신선한 타라곤 1큰술

얇게 썬 훈제 연어 180g, 저염

얇게 썬 붉은 양파 ½개

잘게 간 레몬 껍질 1티스푼

½ 컵 프렌치 그린 렌틸콩, 헹구기

신선한 아기 시금치 60g

얇게 썬 아보카도 ½개

가루 설탕 한 꼬집

지침:

1. 큰 냄비에 물과 함께 물을 넣고 중불에서 끓인다. 비등할 때; 렌틸콩이 부드러워질 때까지 20분 동안 익힙니다. 잘 배수하십시오.

2. 그동안 숯불팬을 센불로 예열해주세요.

회향 조각 위에 약간의 기름을 뿌리고 부드러워질 때까지 요리합니다. 2

한 면당 분.

3. 쪽파, 파슬리, 요거트, 타라곤, 레몬 제스트, 케이퍼를 푸드 프로세서에서 완전히 부드러워질 때까지 가공한 다음 후추로 간을 합니다.

4. 양파를 설탕, 주스, 소금 한 꼬집과 함께 큰 믹싱 볼에 넣습니다. 몇 분 동안 그대로 두었다가 물기를 뺍니다.

5. 큰 믹싱 볼에 렌즈콩을 양파, 회향, 아보카도, 시금치와 섞습니다. 접시 사이에 고르게 나눈 다음 생선을 얹습니다. 남은 회향 잎과 신선한 파슬리를 뿌립니다. 녹색 여신 드레싱을 뿌립니다. 즐기다.

영양 정보:kcal 368 지방: 14g 섬유질: 8g 단백질: 20g

콩 샤와르마 샐러드 인분: 2

조리 시간: 20분

재료:

샐러드 준비

피타 칩 20개

봄 양상추 5온스

방울토마토 10개

신선한 파슬리 ¾컵

적양파 ¼컵(잘게 썬 것)

병아리콩의 경우

올리브 오일 1큰술

커민과 강황 1큰술

파프리카와 고수 가루 ½큰술 후추 한 꼬집

½ 부족 코셔 소금

생강과 계피 가루 ¼큰술

복장을 준비하려면

마늘 3쪽

말린 보리지 1큰술

라임즙 1큰술

물

후무스 ½컵

지침:

1. 이미 예열된 오븐(204C)에 랙을 놓습니다. 병아리콩을 모든 향신료 및 허브와 섞습니다.

2. 베이킹 시트에 병아리콩을 얇게 깔고 약 20분간 굽습니다. 콩이 황금빛 갈색이 될 때까지 요리하십시오.

3. 폼 볼에 모든 재료를 넣고 섞어 소스를 준비합니다. 적당한 농도가 되도록 물을 서서히 첨가합니다.

4. 샐러드를 준비하려면 모든 허브와 향신료를 함께 섞습니다.

5. 샐러드에 피타 칩과 콩을 넣고 드레싱을 뿌립니다.

영양 정보:칼로리 173 탄수화물: 8g 지방: 6g 단백질: 19g

파인애플 볶음밥 4인분

조리 시간: 20분

재료:

껍질을 벗기고 강판에 간 당근 2개

얇게 썬 파 2개

간장 3큰술

다진 햄 1/2컵

참기름 1큰술

다진 통조림/신선한 파인애플 2컵

생강가루 1/2티스푼

현미밥 3컵

백후추 1/4작은술

올리브 오일 2큰술

냉동 완두콩 1/2컵

다진 마늘 2쪽

냉동 옥수수 1/2컵

다진 양파 1개

지침:

1. 그릇에 참기름 1큰술, 간장 3큰술, 백후추 2꼬집, 생강가루

1/2작은술을 넣는다. 잘 섞어 따로 보관하십시오.

2. 팬에 기름을 두른다. 다진 양파와 함께 마늘을 넣습니다.

자주 저어주면서 약 3-4분 동안 요리합니다.

3. 냉동 완두콩 1/2컵, 간 당근, 냉동 옥수수 1/2컵을 넣습니다.

야채가 부드러워질 때까지 몇 분만 저어주세요.

4. 간장 혼합물, 잘게 썬 파인애플 2컵, 다진 햄 ½컵, 현미밥 3컵, 채 썬

대파를 넣고 섞는다.

자주 저어주면서 약 2-3분 동안 조리합니다. 제공하다!

<u>영양 정보:</u>252칼로리 지방 12.8g 총 탄수화물 33g 단백질 3g

렌즈콩 수프 인분: 2

조리 시간: 30분

재료:

당근 2개, 중간 크기로 깍뚝썰기

2큰술 레몬 주스, 신선한

1큰술 심황 가루

조리된 렌즈콩 1/3컵

1큰술 다진 아몬드

다진 셀러리 줄기 1개

갓 다진 파슬리 1다발

크고 다진 노란 양파 1개

갓 갈은 검은 후추

파스닙 1개, 중간 크기 및 다진 것

½ 티스푼 커민 가루

물 3 ½ 컵

½ 티스푼 핑크 히말라야 솔트

케일 잎 4개, 굵게 다진 것

지침:

1. 시작하려면 중간 크기의 냄비에 당근, 파스닙, 물 1큰술, 양파를 넣고 중불에서 끓입니다.

2. 가끔 저어주면서 5분 동안 야채 혼합물을 조리합니다.

3. 다음으로 렌틸콩과 향신료를 섞습니다. 잘 결합하십시오.

4. 그런 다음 냄비에 물을 붓고 끓입니다.

5. 이제 불을 낮추고 20분간 끓인다

분.

6. 열에서 제거하고 스토브에서 꺼냅니다. 케일, 레몬 주스, 파슬리, 소금을 넣으십시오.

7. 그런 다음 모든 것이 결합될 때까지 잘 섞습니다.

8. 아몬드를 넣고 뜨거울 때 서빙합니다.

영양 정보:칼로리: 242Kcal 단백질: 10g 탄수화물: 46g 지방: 4g

맛있는 참치 샐러드 분량: 2

조리 시간: 15분

재료:

물에 담근 참치 2캔(각각 5oz), 물기를 뺀 마요네즈 ¼컵

다진 신선한 바질 2큰술

갓 짜낸 레몬즙 1큰술

다진 불에 구운 붉은 고추 2큰술 다진 칼라마타 또는 혼합 올리브 ¼컵

포도나무로 익은 큰 토마토 2개

케이퍼 1큰술

다진 붉은 양파 2큰술

후추와 소금 맛

지침:

1. 모든 재료(토마토 제외)를 큰 믹싱 볼에 넣습니다. 재료가 잘 섞일 때까지 잘 섞는다.

토마토를 6등분으로 자른 다음 부드럽게 들어 올려 엽니다. 준비된 참치 샐러드 혼합물을 중앙에 떠서 넣으십시오. 즉시 봉사하고 즐기십시오.

영양 정보:kcal 405 지방: 24g 섬유질: 3.2g 단백질: 37g

계란을 곁들인 아이올리 인분: 12

조리 시간: 0분

재료:

계란 노른자 2개

다진 마늘 1개

2큰술 물

엑스트라 버진 올리브 오일 ½컵

갓 짜서 씨를 제거한 레몬 주스 ¼컵 ¼티스푼. 천일염

고춧가루 약간

기호에 따라 흰 후추 한 꼬집

지침:

1. 마늘, 달걀 노른자, 소금, 물을 믹서기에 붓습니다. 부드러워 질 때까지 처리하십시오. 소스가 유화될 때까지 올리브 오일을 천천히 붓습니다.

2. 나머지 재료를 추가합니다. 맛; 필요한 경우 조미료를 조정하십시오.

밀폐 용기에 붓습니다. 필요에 따라 사용하십시오.

<u>영양 정보:</u>칼로리 100 탄수화물: 1g 지방: 11g 단백질: 0g

허브 버섯 소스를 곁들인 스파게티 파스타:

얇은 밀 스파게티 200g(6.3oz) 대용량 *

깨끗이 씻은 다진 버섯 140g 12~15조각*

¼ 컵 크림

우유 3컵

올리브 오일 2테이블스푼, 밀가루 1.5테이블스푼에 추가할 오일 또는 녹인 마가린 2티스푼

다진 양파 ½컵

곱게 간 파마산 체다 치즈 ¼~½컵

검은 후추 몇 조각

맛볼 소금

말린 백리향 또는 신선한 백리향 2티스푼 *

쉬폰뉴바질잎 한송이

지침:

1. 패키지에 표시된 대로 파스타를 단단해질 때까지 익힙니다.

2. 파스타가 익는 동안 소스 만들기를 시작해야 합니다.

3. 우유 3컵을 전자레인지에 3분 동안 가열하거나 스토브에서 끓을 때까지 가열합니다.

4. 그동안 달군 팬에 기름 2큰술을 두르고 중불로 가열하고 다진 버섯을 볶는다. 2인분 정도 끓인다

분.

5. 버섯은 처음부터 약간의 물기를 뺀 다음 오랜 시간이 지나면 증발하여 싱싱해집니다.

6. 중불로 줄이고 양파를 넣고 1분간 끓인다.

7. 즉시 부드러운 스프레드 2티스푼을 넣고 위에 밀가루를 약간 뿌립니다.

8. 20초 동안 사용합니다.

9. 따뜻한 우유를 계속 저어 부드러운 소스를 만듭니다.

10. 소스가 걸쭉해지면, 즉 찌개가 되면 불을 끈다.

11. 이제 간 파마산 체다 치즈 ¼컵을 추가합니다. 부드러워질 때까지 섞는다. 30초 동안.

12. 즉시 소금, 후추, 타임을 넣습니다.

13. 시도해 보세요. 필요한 경우 조미료를 변경하십시오.

14. 그동안 파스타는 보글보글 끓일 때 약간 단단해야 합니다.

15. 따뜻한 물을 소쿠리에 걸러냅니다. 수돗물을 열어두고 찬물을 부어 조리를 멈춘 후 물을 모두 흘려보내 소스와 함께 부어주세요.

16. 바로 먹지 않을 거라면 소스에 파스타를 볶지 마세요. 파스타를 따로 보관하고 기름을 바르고 고정합니다.

17. 따뜻하게 서빙하고 파마산 체다를 뿌립니다.

비율!

파를 곁들인 현미와 표고 된장국

부분: 4

조리 시간: 45분

재료:

참기름 2큰술

얇게 썬 표고버섯 갓 1컵

다진 마늘 1쪽

껍질을 벗기고 얇게 썬 신선한 생강 1개(1½인치) 중간 곡물 현미 1컵

소금 ½티스푼

백된장 1큰술

얇게 썬 양파 2개

잘게 썬 신선한 고수 2큰술지침:

1. 큰 냄비에 기름을 두르고 중불에서 가열합니다.

2. 버섯, 마늘, 생강을 넣고 버섯이 부드러워질 때까지 약 5분간 볶습니다.

3. 밥을 넣고 기름이 골고루 묻도록 볶는다. 물 2컵과 소금을 넣고 끓인다.

4. 30~40분간 끓인다. 약간의 육수를 사용하여 된장을 부드럽게 한 다음 잘 섞일 때까지 냄비에 저어줍니다.

5. 쪽파와 고수를 넣고 버무려 드세요.

영양 정보:칼로리 265 총 지방: 8g 총 탄수화물: 43g 설탕: 2g 섬유질: 3g 단백질: 5g 나트륨: 456mg

마늘과 파슬리 소스를 곁들인 구운 바다 송어

인분: 8

조리 시간: 25분

재료:

3.5파운드 송어 살코기, 바람직하게는 바다 송어, 뼈 제거, 껍질 벗기기

얇게 썬 마늘 4쪽

굵게 다진 케이퍼 2큰술

신선한 납작한 파슬리 잎 ½컵

붉은 고추 1개, 바람직하게는 긴 것; 얇게 썬 레몬즙 2큰술, 갓 짜낸 올리브유 ½컵

서빙할 레몬 슬라이스

지침:

1. 송어에 기름 2큰술을 발라줍니다. 모든면이 잘 덮여 있는지 확인하십시오. 후드를 닫은 상태에서 그릴을 고열로 예열하십시오. 열을 중간으로 줄이십시오. 코팅된 송어를 그릴 판에 놓으십시오. 껍질이 위로 향하도록 하십시오. 부분적으로 익고 황금빛 갈색이 될 때까지 몇 분 동안 요리하십시오. 송어를 조심스럽게 돌리십시오. 뚜껑을 닫은 상태에서 12~15분간 익혀 완성합니다. 필렛을 큰 서빙 플래터로 옮깁니다.

2. 그동안 남은 오일을 가열합니다. 저열로 작은 냄비에 마늘을 넣고 가열할 때까지 끓입니다. 마늘 색이 변하기 시작합니다. 제거한 다음 케이퍼, 레몬 주스, 칠리를 넣고 저어줍니다.

준비한 소스를 송어 위에 뿌리고 신선한 파슬리 잎을 뿌립니다. 신선한 레몬 웨지와 함께 즉시 서빙하고 즐기십시오.

영양 정보:kcal 170 지방: 30g 섬유질: 2g 단백질: 37g

카레 콜리플라워와 병아리콩 랩의 구성:

신선한 생강 1개

마늘 2쪽

병아리콩 1캔

적양파 1개

콜리플라워 작은 꽃 8온스

가람 마살라 1티스푼

칡 전분 2큰술

레몬 1개

신선한 실란트로 1팩

비건 요거트 1/4컵

4건

잘게 썬 코코넛 3큰술

아기 시금치 4온스

식물성 기름 1큰술

맛을 내기 위해 소금과 후추 1티스푼

지침:

1. 오븐을 400°F(205°C)로 예열합니다. 생강 1티스푼을 벗겨서 다진다. 마늘을 자른다. 병아리 콩을 물기를 빼고 씻으십시오. 붉은 양파를 껍질을 벗기고 가볍게 자릅니다. 레몬 슬라이스.

2. 열판에 식물성 기름 1큰술을 바르세요. 큰 그릇에 다진 생강, 마늘, 큰 레몬즙, 병아리콩, 잘게 썬 적양파, 콜리플라워 꽃, 가람 마살라, 칡 전분, 소금 1/2티스푼을 섞습니다. 베이킹 시트로 옮기고 콜리플라워가 부드러워질 때까지 브로일러에서 약 20~25분 동안 굽습니다.

3. 고수잎과 연한 줄기를 잘라주세요. 작은 그릇에 실란트로, 요거트, 레몬즙 1큰술, 소금과 후추를 약간 넣고 섞습니다.

4. 포장지에 호일을 깔고 오븐에 넣어 약 3-4분 동안 예열합니다.

5. 작은 붙지 않는 팬을 중불에 놓고 건조된 코코넛을 넣습니다. 약 2~3분간 부드러워질 때까지 정기적으로 접시를 던지며 굽습니다.

6. 아기 시금치와 익힌 야채는 랩 사이에 둡니다. 콜리플라워 병아리콩 랩을 큰 접시에 놓고 실란트로 소스를 뿌립니다. 구운 코코넛을 뿌린다.

메밀국수 4인분

조리 시간: 25분

재료:

다진 청경채 2컵

3큰술 타마라

메밀국수 3단

완두콩 2컵

다진 표고버섯 7온스

물 4컵

1티스푼 간 생강

약간의 소금

다진 마늘 1쪽

지침:

1. 먼저 중간 크기의 냄비에 물, 생강, 간장, 마늘을 넣고 중불로 끓인다.

2. 생강-간장 혼합물을 끓인 다음 완두콩과 표고 버섯을 넣고 저어줍니다.

3. 7분 동안 또는 부드러워질 때까지 계속 굽습니다.

4. 다음으로 메밀국수가 익을 때까지 포장의 설명서대로 삶아줍니다. 잘 씻고 물기를 뺀다.

5. 이제 청경채를 표고버섯 혼합물에 넣고 1분 더 또는 청경채가 시들 때까지 요리합니다.

6. 마지막으로 메밀 국수를 서빙 그릇에 나누어 담고 버섯 혼합물을 붓습니다.

영양 정보:칼로리: 234Kcal 단백질: 14.2g 탄수화물: 35.1g 지방: 4g

연어 샐러드의 간단한 부분: 1

조리 시간: 0분

재료:

유기농 아루굴라 1컵

자연산 연어 1캔

얇게 썬 아보카도 ½개

올리브 오일 1큰술

1 작은 술 디종 머스타드

바다 소금 1티스푼

지침:

1. 그릇에 올리브 오일, 디종 머스터드, 바다 소금을 섞어 드레싱을 만듭니다. 제쳐두기 위해.

2. 아루굴라를 기본으로 샐러드를 만들고 연어와 슬라이스 아보카도를 얹는다.

3. 소스를 뿌린다.

영양 정보:총 탄수화물 7g 섬유질: 5g 단백질: 48g 총 지방: 37g 칼로리: 553

야채 수프 인분: 4

조리 시간: 40분

재료:

1큰술 코코넛 오일

다진 케일 2컵

다진 셀러리 줄기 2개

15 온스의 ½. 물기를 빼고 헹군 흰콩 통조림 크고 다진 양파 1개

¼ 티스푼 후추

당근 1개, 중간 크기로 깍뚝썰기

작은 꽃으로 자른 콜리플라워 2컵

1티스푼 심황, 지상

1티스푼 천일염

다진 마늘 3쪽

야채 육수 6컵

지침:

1. 먼저 큰 냄비에 기름을 두르고 중약불로 가열합니다.

2. 양파를 냄비에 넣고 5분 동안 또는 부드러워질 때까지 끓입니다.

3. 당근과 셀러리를 냄비에 넣고 4분 동안 또는 야채가 부드러워질 때까지 계속 요리합니다.

4. 이제 숟가락으로 혼합물에 심황, 마늘, 생강을 추가합니다. 철저히 섞는다.

5. 야채 혼합물을 1분간 또는 향이 날 때까지 조리합니다.

6. 야채 육수에 소금과 후추를 넣고 끓입니다.

7. 끓기 시작하면 콜리플라워를 넣는다. 열을 줄이고 야채 혼합물을 13-15분 동안 또는 콜리플라워가 부드러워질 때까지 끓입니다.

8. 마지막으로 콩과 케일을 넣고 2분간 끓인다.

9. 뜨겁게 서빙하십시오.

영양 정보:칼로리 192Kcal 단백질: 12.6g 탄수화물: 24.6g 지방: 6.4g

레몬 마늘 새우 인분: 4

조리 시간: 15분

재료:

삶거나 찐 새우 1과 ¼파운드

다진 마늘 3큰술

¼ 컵 레몬 주스

올리브 오일 2큰술

파슬리 ¼컵

지침:

1. 작은 팬을 중불에 놓고 마늘과 기름을 넣고 1분간 저어가며 볶습니다.

2. 파슬리, 레몬즙을 넣고 소금과 후추로 간을 맞춥니다.

3. 큰 그릇에 새우를 넣고 팬의 혼합물을 새우 위에 붓습니다.

4. 식힌 후 서빙합니다.

영양 정보:칼로리: 130 지방: 3g 탄수화물: 2g 단백질: 22g

Blt 스프링롤 재료:

조각으로 찢거나 다진 신선한 양상추

아보카도 슬라이스, 선택 사항

참깨 간장 딥

간장 1/4컵

찬물 1/4컵

마요네즈 1큰술(선택 사항, 음료를 벨벳처럼 만듭니다)

신선한 라임 주스 1티스푼

참기름 1작은술

스리라차 소스 또는 핫 소스 1티스푼(선택 사항)지침:

1. 중간 크기의 토마토(씨를 빼고 1/4인치 두께로 자른 것) 2. 익힌 베이컨 조각

3. 신선한 바질, 민트 또는 다양한 허브

4. 라이스 페이퍼

블루 치즈를 곁들인 양지머리, 인분: 6

요리 시간: 8시간. 10 분

재료:

물 1컵

마늘 페이스트 1/2큰술

간장 1/4컵

콘비프 브리스킷 1 ½파운드

고수 가루 1/3작은술

다진 정향 1/4작은술

올리브 오일 1큰술

다진 샬롯 1개

부순 블루 치즈 2온스

요리 용 스프레이

지침:

1. 팬을 중불에 올리고 기름을 두릅니다.

2. 쪽파를 넣고 5분간 저어가며 끓인다.

3. 마늘 페이스트를 넣고 1분간 끓입니다.

4. 쿠킹 스프레이를 뿌린 슬로우 쿠커에 옮겨 담는다.

5. 양지머리를 같은 팬에 놓고 양쪽이 노릇해질 때까지 볶습니다.

6. 쇠고기를 치즈를 제외한 다른 재료와 함께 슬로우 쿠커에 넣습니다.

7. 뚜껑을 덮고 8시간 익힌다. 약한 불에.

8. 치즈를 올려 장식한다.

영양 정보:열량 397, 단백질 23.5g, 지방 31.4g, 탄수화물 3.9g, 섬유소 0g

된장 소스를 곁들인 냉 소바 재료:

메밀 소바 6온스

다진 당근 1/2컵

껍질이 단단한 에다마메 1컵, 해동 잘게 썬 페르시아 오이 2개

다진 실란트로 1컵

참깨 1/4컵

짙은 참깨 2큰술

백미소 소스(2컵 분량)

흰 된장 풀 2/3컵

중간 크기 레몬 2개의 주스

쌀식초 4큰술

엑스트라 버진 올리브 오일 4큰술

압착 오렌지 4큰술

신선한 간 생강 2큰술

메이플 시럽 2큰술

지침:

1. 메밀국수를 포장의 설명서대로 삶아주세요. 물기를 잘 빼고 큰 그릇에 옮겨 담는다. 2. 잘게 썬 당근, 완두콩, 오이, 고수, 참깨를 넣습니다.

3. 수도꼭지에 모든 패스너를 연결하여 붕대를 설치합니다. 부드러워질 때까지 섞는다

4. 면에 소스를 적당량 붓는다(저희는 1컵 반 정도 사용)

구운 버팔로 콜리플라워 조각 인분: 2

조리 시간: 35분

재료:

물 ¼컵

¼ 컵 바나나 가루

소금과 후추 약간

한 입 크기로 자른 중간 콜리플라워 1개 핫 소스 ½컵

녹인 버터 2큰술

블루 치즈 또는 랜치 드레싱(선택사항)

지침:

1. 오븐을 425°F로 예열합니다. 한편 베이킹 팬에 호일을 깔아주세요.

2. 큰 믹싱 볼에 물, 밀가루, 소금 한 꼬집, 후추를 섞습니다.

3. 완전히 섞일 때까지 잘 섞는다.

4. 콜리플라워를 추가합니다. 코트에 철저히 던지십시오.

5. 혼합물을 베이킹 팬으로 옮깁니다. 한 번 뒤집어 가면서 15분간 굽는다.

6. 굽는 동안 작은 그릇에 핫 소스와 버터를 섞습니다.

7. 익힌 콜리플라워 위에 소스를 붓는다.

8. 구운 콜리플라워를 다시 오븐에 넣고 20분 더 굽는다.

분.

9. 원하는 경우 랜치 드레싱과 함께 즉시 제공합니다.

영양 정보:칼로리: 168kcal 지방: 5.6g 단백질: 8.4g 탄수화물: 23.8g 섬유질: 2.8g

바질과 토마토를 곁들인 마늘 치킨 베이킹

인분: 4

조리 시간: 30분

재료:

½ 중간 노란 양파

올리브 오일 2큰술

다진 마늘 3쪽

바질 1컵(느슨하게 다진 것)

뼈없는 닭가슴살 1.5kg

다진 이탈리안 토마토 14.5온스

소금 후추

중간 크기 애호박 4개(국수 모양으로 나선형으로 만든 것) 으깬 고추 1큰술

올리브 오일 2큰술

지침:

1. 빠르게 익힐 수 있도록 팬에 닭고기를 볶는다. 닭고기 조각에 소금, 후추, 기름을 뿌리고 닭고기 양면을 똑같이 재웁니다.

2. 달궈진 큰 팬에 닭가슴살을 앞뒤로 2~3분씩 튀겨줍니다.

3. 같은 팬에 양파를 갈색이 될 때까지 볶습니다. 토마토, 바질 잎, 마늘을 넣습니다.

4. 3분간 끓인 후 모든 양념과 닭고기를 팬에 넣습니다.

5. 맛있는 국수와 함께 접시에 담습니다.

영양 정보:칼로리 44 탄수화물: 7g 지방: 0g 단백질: 2g

크리미한 강황 콜리플라워 수프 4인분

조리 시간: 15분

재료:

엑스트라 버진 올리브 오일 2큰술

부추 1개, 흰 부분만 얇게 썬다

콜리플라워 꽃 3컵

껍질을 벗긴 마늘 1쪽

1(1¼인치) 조각의 신선한 생강, 껍질을 벗기고 얇게 썬 강황 1½티스푼

소금 ½티스푼

갓 간 후추 ¼작은술

커민 가루 ¼티스푼

야채육수 3컵

지방 1컵: 코코넛 밀크

잘게 썬 신선한 고수 ¼컵

지침:

1. 큰 냄비에 기름을 두르고 센 불로 가열합니다.

2. 부추를 3~4분 동안 볶습니다.

3. 콜리플라워, 마늘, 생강, 심황, 소금, 후추, 커민을 넣고 1~2분간 끓입니다.

4. 육수를 붓고 끓인다.

5. 5분간 끓인다.

6. 수프를 믹서로 부드러워질 때까지 퓌레로 만듭니다.

7. 코코넛 밀크와 코리앤더를 넣고 젓고 가열한 후 서빙합니다.

영양 정보:칼로리 264 총 지방: 23g 총 탄수화물: 12g 설탕: 5g 섬유질: 4g 단백질: 7g 나트륨: 900mg

버섯, 케일, 고구마 현미밥

부분: 4

조리 시간: 50분

재료:

엑스트라 버진 올리브 오일 ¼컵

굵게 다진 케일 잎 4컵

대파 2개, 흰 부분만 얇게 썬다

얇게 썬 버섯 1컵

다진 마늘 2쪽

½인치 큐브로 자른 껍질 벗긴 고구마 2컵 현미 1컵

야채육수 2컵

소금 1티스푼

갓 간 후추 ¼작은술

갓 짜낸 레몬 주스 ¼컵

잘게 썬 신선한 납작한 잎 파슬리 2큰술지침:

1. 기름을 센 불에 가열합니다.

2. 케일, 부추, 버섯, 마늘을 넣고 부드러워질 때까지 약 5분간 볶습니다.

3. 고구마와 밥을 넣고 3분 정도 볶는다.

4. 육수, 소금, 후추를 넣고 끓인다. 30~40도에서 끓인다

분.

5. 레몬즙과 파슬리를 넣고 저어서 드세요.

영양 정보:칼로리 425 지방: 15g 총 탄수화물: 65g 설탕: 6g 섬유질: 6g

단백질: 11g 나트륨: 1045mg

피칸 로즈마리를 곁들인 구운 틸라피아 레시피

부분: 4

조리 시간: 20분

재료:

틸라피아 살코기 4개(각각 4온스)

흑설탕 또는 코코넛 야자 설탕 ½작은술 다진 신선한 로즈마리 2작은술

다진 생 피칸 1/3컵

카이엔 고추 한 꼬집

1 ½ tsp 올리브 오일

큰 달걀 흰자 1개

소금 1/8티스푼

판코 빵가루 1/3컵, 바람직하게는 통곡물지침:

1. 오븐을 350F로 예열합니다.

2. 작은 베이킹 접시에 피칸을 빵가루, 코코넛 설탕, 로즈마리, 카이엔 후추, 소금과 섞습니다. 올리브 오일을 첨가하십시오; 던지다

3. 혼합물이 옅은 황금빛 갈색이 될 때까지 7-8분 동안 굽습니다.

4. 열을 400F로 조절하고 큰 유리 베이킹 접시에 쿠킹 스프레이를 바릅니다.

5. 얇은 접시에 계란 흰자를 휘젓습니다. 일괄 작업; 계란 흰자에 생선(한 번에 하나의 틸라피아)을 담근 다음 피칸 혼합물을 가볍게 코팅합니다. 베이킹 접시에 코팅된 필레를 놓습니다.

6. 남은 피칸 혼합물을 틸라피아 필레 위에 눌러줍니다.

7. 8~10분간 굽는다. 즉시 봉사하고 즐기십시오.

영양 정보:kcal 222 지방: 10g 섬유질: 2g 단백질: 27g

검은콩 토르티야 랩 2인분

조리 시간: 0분

재료:

옥수수 ¼컵

신선한 바질 1줌

루꼴라 ½컵

영양 효모 1큰술

검은콩 통조림 ¼컵

얇게 썬 복숭아 1개

라임 주스 1티스푼

글루텐 프리 토르티야 2장

지침:

1. 콩, 옥수수, 아루굴라, 복숭아를 2개의 토르티야에 나누어 담습니다.

2. 각 또띠아에 신선한 바질과 라임 주스 반을 추가합니다.영양 정보:총 탄수화물 44g 섬유질: 7g 단백질: 8g 총 지방: 1g 칼로리: 203

겨울 나물을 곁들인 흰콩 치킨

인분: 8

조리 시간: 45분

재료:

마늘 4쪽

올리브 오일 1큰술

중간 크기의 파스닙 3개

작은 치킨 큐브 1kg

커민 가루 1티스푼

누출 2개 및 녹색 부분 1개

당근 2개

1 ¼ 흰 콩 (하룻밤 불린 것)

말린 오레가노 ½작은술

코셔 소금 2티스푼

고수 잎

1 1/2 큰술 갈은 안초 칠리

지침:

1. 큰 냄비에 마늘, 부추, 닭고기, 올리브 오일을 넣고 중불에서 5분 동안 볶습니다.

2. 이제 당근과 파스닙을 넣고 2분간 저은 후 모든 향신료를 넣습니다.

3. 향이 날 때까지 저어줍니다.

4. 이제 콩과 물 5컵을 냄비에 넣습니다.

5. 끓이다가 불을 줄여주세요.

6. 30분 정도 끓인 후 파슬리와 고수 잎으로 장식합니다.

<u>영양 정보</u>:칼로리 263 탄수화물: 24g 지방: 7g 단백질: 26g

허브로 요리한 연어 부분: 2

조리 시간: 15분

재료:

10온스 연어 필레

1티스푼 올리브유

1티스푼 ~에게

1티스푼 신선한 타라곤

1/8티스푼 소금

2티스푼 디종 겨자

¼ 티스푼 말린 백리향

¼ 티스푼 말린 오레가노

지침:

1. 오븐을 425°F로 예열합니다.

2. 그런 다음 연어를 제외한 모든 재료를 중간 크기의 그릇에 담습니다.

3. 이제 이 혼합물을 연어에 골고루 떠서 숟니다.

4. 그런 다음 베이킹 페이퍼로 덮인 베이킹 시트에 연어 껍질이 아래로 향하도록 놓습니다.

5. 마지막으로 8분 동안 또는 생선 부스러기가 될 때까지 요리합니다.

영양 정보:칼로리: 239Kcal 단백질: 31g 탄수화물: 3g 지방: 11g

그릭 요거트 치킨 샐러드

재료:

다진 닭고기

녹색 사과

적 양파

셀러리

말린 크랜베리

지침:

1. 혼합 채소를 곁들인 그릭 요거트 치킨은 훌륭한 저녁 준비 점심입니다. 장인의 스크램블로 만들어 그냥 먹거나 더 많은 야채, 칩 등이 있는 슈퍼 쿠킹 챔버에 포장할 수 있습니다. 다음은 몇 가지 서빙 제안입니다.

2. 토스트에 약간

3. 샐러드를 곁들인 토르티야

4. 칩이나 소금으로

5. 빙산 양상추 약간(저탄수화물 옵션!)

Ingram Content Group UK Ltd.
Milton Keynes UK
UKHW020237250423
420698UK00031B/2097

9 781783 813513